Fazendo as Pazes com seu Peso

Obesidade e emagrecimento: entendendo um dos grandes problemas deste século

Fazendo as Pazes com seu Peso

Obesidade e Emagrecimento: entendendo um dos grandes problemas deste século

Dr. Wilson Rondó Jr.

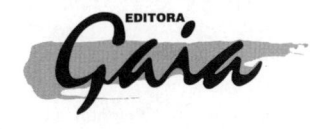

EDITORA
Gaia

© Wilson Rondó Jr., 1998
3ª EDIÇÃO, EDITORA GAIA, SÃO PAULO 2003
1ª REIMPRESSÃO, 2010

Diretor-Editorial
JEFFERSON L. ALVES

Diretor de Marketing
RICHARD A. ALVES

Gerente de Produção
FLÁVIO SAMUEL

Coordenadora-Editorial
DIDA BESSANA

Assistentes-Editoriais
ALESSANDRA BIRAL / JOÃO REYNALDO DE PAIVA

Preparação de Texto
ALEXANDRA COSTA DA FONSECA

Revisão
REGINA MACHADO

Capa
MARCELO AZEVEDO

Foto de Capa
REGINE M. – (THE IMAGE BANK BRASIL)

Editoração Eletrônica
ANTONIO SILVIO LOPES

Dados Internacionais de Catalogação na Publicação (CIP)
(Câmara Brasileira do Livro, SP, Brasil)

Rondó Júnior, Wilson.
Fazendo as pazes com seu peso: obesidade e emagrecimento: entendendo um dos grandes problemas deste século. / Wilson Rondó Jr. – 3. ed. – São Paulo : Gaia, 2003.

Bibliografia.
ISBN 85-85351-73-X

1. Dietas para emagrecer. 2. Emagrecimento. 3. Nutrição. 4. Obesidade. 5. Obesidade – Aspectos endócrinos. I. Título.

98-5028   CDD-616.398
                                                      NLM-WD 210

Índices para catálogo sistemático:
1. Obesidade : Tratamento : Medicina   616.398

Direitos Reservados
EDITORA GAIA LTDA.
(pertence ao grupo Global Editora
e Distribuidora Ltda.)

Rua Pirapitingui, 111-A – Liberdade
CEP 01508-020 – São Paulo – SP
Tel.: (11) 3277-7999 – Fax: (11) 3277-8141
e-mail: gaia@editoragaia.com.br
www.editoragaia.com.br

Obra atualizada conforme o Novo Acordo Ortográfico da Língua Portuguesa

Colabore com a produção científica e cultural.
Proibida a reprodução total ou parcial desta obra
sem a autorização do editor.

Nº de Catálogo: **2121**

*À minha mais forte realidade,
Pietro, meu filho;
À minha crença sobre amor e felicidade,
Patrícia, minha mulher;
Ao exemplo de caráter e proteção,
Aparecida, minha mãe.*

AGRADECIMENTOS

Aos meus pacientes, com quem tanto aprendi e que me honram com sua confiança.

À Sra. Leontina Waack Ferreira, pelo apoio amigo e estimulante.

À Elânia Souza Nascimento, por sua importante colaboração na organização e transcrição dos textos.

Às minhas auxiliares, pelo empenho e dedicação imprescindíveis para o meu trabalho.

Obrigado

ADVERTÊNCIA

O objetivo deste livro não é incentivar a auto-medicação.

Pelo contrário, achamos fundamental que os procedimentos e as substâncias aqui sugeridos e comentados sejam utilizados sempre sob a orientação de um profissional especializado.

Contudo, se o leitor for levado a refletir, ainda que superficialmente, sobre as relações de sua saúde ou de seu peso e os padrões "normais" de nutrição deste fim de milênio, o objetivo do autor foi plenamente atingido.

Dr. Wilson Rondó Jr.

Sumário

Prefácio 13
Introdução 17
Dieta de mundo moderno: preço da modernidade 19
Sistema oxidante/antioxidante 21
    Oxidação: sistema oxidante 21
    Redução: sistema antioxidante 22
    Oxidabilidade no obeso 22
A verdadeira natureza da obesidade:
oxidabilidade molecular 23
    Adipócitos 23
    Miócitos 24
    Mitocôndrias 25
Células: gordura marrom e gordura branca 27
Calorias: o grande engano do século xx 29
    A teoria das calorias 30
    Martírio do obeso 31

Taxa metabólica basal e alimentação correta 33
Alergia alimentar: um problema comum
mas raramente diagnosticado 36
  Por que nós temos alergias? 38
  Alergia alimentar: definição e sintomas 39
  Testes para diagnosticar a alergia alimentar ... 41
  Sintomas comuns associados às
  alergias alimentares 42
Outro fator fundamental: a insulinorresistência 45
  O que é insulina? 45
  Insulina e obesidade 45
  Riscos de hiperinsulinismo 49
  Índice glicêmico 49
  Tabelas de índice glicêmico 52
Síndrome X: o mal do século. Hipoglicemia 54
  Hipoglicemia: sintomas 55
Candida albicans: pouco conhecida mas
muito frequente 56
  Por que sua presença dificulta o
  emagrecimento? 56
As poderosas enzimas e os nutrientes
antigorduras 59
  Aumentando a eficácia da digestão 59
  Como agem as enzimas digestivas 60
Substâncias que auxiliam na redução de peso 62
  Supressores de apetite 62
  Nutrientes antigordura 63
  Substâncias que favorecem o aumento
  da taxa metabólica basal 69

Regulação hormonal 74
    HGH: hormônio do crescimento 74
    DHEA: dehidroepiandrosterona 75
    DHEA e seu efeito antiobesidade 76
Qual é o peso ideal? 77
Fazer exercício compensa? 80
Tratamento em clínicas ou spas surtem efeito? 82
A grande decisão: fazer as pazes com seu peso 85
    1ª fase: perda de peso 85
    2ª fase: manutenção do peso 90
    Princípios da correta combinação
    de alimentos 90
    Entendendo um pouco mais o processo
    digestivo 91
    Recapitulando: o importante trabalho
    das enzimas 91
    Conhecendo as proteínas 92
    Carboidratos/amido 93
    Gorduras/óleos 95
    Conclusão 96
Bebidas alcoólicas no emagrecimento 100
    Cerveja 100
    Vinho 100
Edulcorantes de síntese 102
Café 105
Chocolate 106
Sal 108

REFRIGERANTE 109
PROGRAMA I: PERDA DE PESO 111
    Recomendações gerais para um
    programa de emagrecimento 112
    Resumo dos princípios do Programa I 117
PROGRAMA II: MANUTENÇÃO DO PESO 119
    Sugestões para dieta básica da Fase II
    (combinando os alimentos) 120
    Resumo dos princípios do Programa II 124
CONSELHOS GERAIS PARA PERDER PESO CONSERVANDO
A ENERGIA 126
SUGESTÕES DE LEITURA 129
BIBLIOGRAFIA 131

PREFÁCIO

Desde o primeiro contato com o Dr. Wilson Rondó Jr. soube que estava perante um cientista atual, atento aos problemas da sociedade moderna e com uma grande visão de futuro.

Em 1996, participamos na Suíça do 1º Congresso Mundial de Tecnologia e Medicina, e dois anos mais tarde sou agradavelmente surpreendido pela publicação desta obra tão atual sobre o emagrecimento, abordado de uma maneira científica e realista, e que será de grande ajuda para especialistas e o público em geral. Além da amizade, foi esta característica que me levou a escrever com tanto prazer o presente prefácio.

A obesidade é um fator que afeta atualmente grande parte da nossa sociedade, quer seja na Europa, nos Estados Unidos ou no Brasil. A obesidade já é considerada a grande "praga do ano 2000".

Com efeito, a obesidade constrói-se desde a infância com os hábitos alimentares atuais, em que predomina uma alimentação demasiado rica em gorduras saturadas, açúcares e alimentos refinados. Ao mesmo tempo que criamos a obesidade caminhamos a passos largos para a doença.

Não esquecer que açúcares e gorduras se escondem nos menus preferidos pela sociedade moderna: refrigerantes, sodas, chocolates, guloseimas, pop corns, bem como o tão difundido "hambúrguer e batatas fritas", que nos fornece 55% de lipídios, quando 30% seria a dose a não ser ultrapassada cotidianamente.

Não esquecer que o desenvolvimento do tecido adiposo se efetua principalmente durante a infância, sobretudo nos dois primeiros anos, em seguida na puberdade, períodos em que a proliferação das células adiposas é particularmente ativa. Uma alimentação demasiado calórica, especialmente com grandes doses de açúcares, estimula a produção de células gordas para "armazenar" os excessos calóricos. Posteriormente, este excesso de adipócitos condicionará uma obesidade hiperplásica rebelde, mesmo que as rações diárias passem a ser mais moderadas.

A questão da obesidade é um problema muito sério e muito mais científico, não pode ser encarado apenas em nível dos regimes e dietas "milagrosos", aos quais se limita à maioria das obras que se encontram publicadas. O Dr. Wilson Rondó Jr. vai mais longe, não cedeu ao fácil e ao comercial, privilegiando-nos ao longo do seu livro com uma abordagem científica e corrente, encarando e explicando os fatores reais e as soluções pertinentes e atuais da obesidade.

Para emagrecer vale mais avançar seguramente embora mais lentamente. Raros são os casos em que perdendo 15 a 20 quilos num mês por meio de "pílulas milagrosas" não se têm recaídas graves e perigosas, vendo seus quilos aumentarem muito além dos iniciais.

Para emagrecer com equilíbrio e sem recaídas, existem três condições essenciais: não ter pressa; equilibrar bem as refeições e não sofrer desordens nutricionais.

A alimentação tem um papel importante quanto à sua escolha e qualidade, mas também é certo que podemos compensar com uma ração de suplementos adequados, como aconselha o Dr. Wilson Rondó Jr.

Lembrar-me-ei sempre das palavras pronunciadas por Ben Weider quando no ano de 1965 o contatei em Montreal, Canadá. Um dia, conversando com ele, disse-me: "não existem mulheres feias, apenas existem preguiçosas".

Podia dizer-se o mesmo para os obesos aos quais o livro se destina.

O próprio título *Fazendo as pazes com seu peso*, ou melhor, viver em paz com o nosso peso é uma questão de equilíbrio, de boa vontade e um bom objetivo a atingir.

Para o conseguirmos é necessário ler o livro.

Professor Serge Jurasunas M.D. (Hom.) N.D.Ph.D.[*]
American Academy of Anti-Ageing Medicine

---

[*] Serge Jurasunas é professor de Medicina Integrativa na *Capital University of Integrative Medicine*, em Washington, e dirige há mais de vinte anos o Health Center de Lisboa. Tem trabalhos publicados em vários países, sendo sua última publicação em português, um volume de 620 páginas, com o título *Revolução na saúde*, já em segunda edição.

INTRODUÇÃO

Se perguntarmos a cem pessoas por que elas estão fazendo regime, certamente 99% dirão que é porque desejam uma aparência mais atraente, vestir melhor suas roupas e estar mais bonitas para seus namorados ou cônjuges. Elas estarão se submetendo, certamente, à importância que o aspecto estético tem na sociedade moderna. Raramente será alguém motivado pelo desejo de viver mais ou ter mais energia, ou ainda tentar prevenir o câncer, a diabetes ou o infarto do miocárdio.

Sabemos que o peso é fator básico na boa saúde, pois, em excesso, implicará hipertensão arterial, doenças cardíacas, certos tipos de cânceres, diabetes, gota, hipercolesterolemia, aumento de triglicérides, vasculites, derrames e um enfraquecimento do sistema imunológico.

A melhor maneira para emagrecer é entender a necessidade de se atacar todos os fatores causais da obesidade: hábitos alimentares, meta-

bolismo, alergia e exercícios para, com isso, certamente atingirmos resultados mais duradouros.
A obesidade é um estado físico e patológico. O estado físico é lógico e evidente; porém, o estado patológico raramente é percebido. Entretanto, a obesidade é um distúrbio profundo do sistema enzimático-energético que pode ser explicado e entendido como um defeito molecular.

Mudanças estruturais e funcionais são observadas nas células, nos tecidos e nos órgãos de pessoas obesas como consequência de alterações moleculares.

Obesidade é resultado de agressões moleculares e celulares, provenientes dos tóxicos, dos sintéticos, do envenenamento por metal pesado, da depleção de enzimas, da desnaturação de proteínas, das gorduras oxidadas, dos alimentos do mundo moderno, da alergia alimentar. Todas essas situações altamente tóxicas para nossas moléculas.

Moléculas e células agredidas precisam de alimento para se recuperarem, e não de restrição, como se preconiza, pois a restrição piora ainda mais a patologia.

Este livro é sobre perda de peso e ganho de energia. Como comer mais restaurando ao mesmo tempo o sistema antioxidante.

Dieta de Mundo Moderno: Preço da Modernidade

A profunda alteração que vem ocorrendo nos nossos hábitos e fontes alimentares, causada pelo próprio progresso tecnológico e pelas agressões ambientais, tem levado o homem a uma nutrição deficiente, ao aumento de estresse, à má adaptação do nosso sistema imunológico, à diminuição de ação das enzimas que queimam gorduras, e até mesmo à inibição da tireoide e ao aumento precoce da incidência de doenças degenerativas.

O alimento industrializado, refinado, cheio de conservantes e de preservativos para se tornar atraente e durar nas prateleiras; as verduras com alto grau de agrotóxicos, pesticidas, herbicidas; as carnes com hormônio e antibióticos, mesmo em pequenas quantidades, e a água que bebemos, cheia de produtos químicos tóxicos representam, cada vez que vamos à mesa para nos alimentar, várias agressões.

No começo do século, quase não existiam doenças cardíacas e a incidência de câncer era muito pequena. Em cada trinta pessoas, uma tinha câncer, sendo que hoje uma entre sete pessoas terá câncer.

Em relação à doença cardíaca, uma a cada cinco pessoas sofrerá de infarto do miocárdio.

Em 1900, somente 10% da alimentação era refinada; em 1950, cerca de 25% estavam industrializados, e hoje essa cifra atinge 90%.

Nestes últimos cem anos, dobrou o consumo de gorduras (margarinas, óleo hidrogenado etc.).

As proteínas se mantiveram na mesma quantidade, porém de fontes diferentes: antes eram principalmente provenientes de grãos, hoje são da carne (50 kg/pessoa/ano) e de derivados do leite (190 kg/pessoa/ano).

O consumo de carboidrato complexo diminuiu:

1910 – 70% do consumo era de carboidratos complexos.

Hoje – 50% do consumo de carboidratos provém de açúcar refinado.

Há 100 anos se consumiam 7 kg/pessoa/ano de açúcar na Inglaterra.

Hoje se consomem 70 kg/pessoa/ano na Inglaterra e 120 kg/pessoa/ano nos Estados Unidos e no Brasil.

Somem-se a isso centenas de aditivos químicos, preservativos, álcool, cigarro e drogas.

SISTEMA OXIDANTE/ ANTIOXIDANTE

Para se compreender melhor todo esse complexo processo que se dá no organismo humano, teremos de entender o que são sistemas oxidante e antioxidante.

OXIDAÇÃO: SISTEMA OXIDANTE

É um processo espontâneo sem gasto de energia. Cientificamente, define-se oxidação como a perda de elétrons por átomos ou moléculas. Elétrons são as menores unidades energéticas, e, quando moléculas ou átomos perdem elétrons, perdem energia.

Quando nós não temos elétrons em quantidade, local e hora adequados, teremos oxidação. Os processos enzimáticos e bioquímicos não ocorrerão como deveriam. Há aparecimento de lesões genéticas em DNA/RNA e não há transmissão adequada de informações.

REDUÇÃO: SISTEMA ANTIOXIDANTE

É um processo que requer gasto de energia e precisa ser complementado por meio de dieta, pois não temos condições de produzir determinadas substâncias (vitaminas) importantes que transportam elétrons, promovem um ganho destes e o seu pareamento. Com isso, teremos elétrons em quantidade, hora e local adequados, havendo então geração de energia.

Assim também a transmissão das informações e as passagens enzimáticas ocorrerão corretamente.

OXIDABILIDADE NO OBESO

Estudos atuais mostram que o indivíduo obeso apresenta um aumento da geração de processo oxidativo (lipoperoxidação), com a presença de antioxidantes no sangue em nível inferior ao de uma pessoa magra.

Esse fato, associado a uma incidência aumentada de LDL-Colesterol nos obesos, explica por que na obesidade há evidências de aterosclerose acelerada.

A VERDADEIRA NATUREZA DA OBESIDADE: OXIDABILIDADE MOLECULAR

Se formos pesquisar onde está a origem da obesidade, precisaremos analisar profundamente dois tipos de células: os *miócitos* (células musculares), que são as células onde o processo começa, e os *adipócitos* (células de gorduras), onde tudo termina.

ADIPÓCITOS

São células que armazenam a gordura. Nós temos aproximadamente 30 bilhões de adipócitos no corpo. São verdadeiros depósitos de energia e agem de forma que nos proteja contra certos perigos, como um prolongado período sem alimentação ou em nível deficiente.

Suas membranas apresentam moléculas sentinelas (enzima, lipoproteína, lipase) que, nos momentos de jejum, se multiplicam na razão de sete a 40 vezes para promover a entrada da máxima quantidade de ácidos graxos.

Conclusão: nossas enzimas são muito inteligentes para a nossa ingênua noção de jejum.

Quando passamos a comer menos alimento em razão de uma dieta de emagrecimento, nossas moléculas (lipases), presentes nas membranas das células gordurosas, começam a estocar o máximo que podem, evitando, assim, uma falência energética e promovendo uma proteção da reserva gordurosa.

Então, *quanto mais restringimos nosso consumo calórico, mais eficiente ficam essas enzimas, mais difícil é emagrecer e mais fácil se torna o ganho de peso* quando paramos o regime calórico, pois não se pode esquecer que as lipases estão estocando nos depósitos de gorduras.

É por isso que, no regime de privação calórica, perdemos, por exemplo, 5 kg; porém, em pouco tempo, teremos recuperado esses 5 e ganhado mais 3 kg.

MIÓCITOS

São células musculares que têm a função de converter energia em contração e movimento.

Possuem dois tipos de fibras: tipo I e tipo II. As do tipo I são ricas em mitocôndrias (geradoras de energia), proteína muscular, mioglobina e enzimas oxidativas. São extremamente resistentes ao cansaço e mantêm o tônus muscular e a postura. As do tipo II são fibras que contêm poucas mitocôndrias e são menos agredidas pelo metabolismo oxidativo.

MITOCÔNDRIAS

São fontes geradoras de energia celular, responsáveis pelas enzimas respiratórias envolvidas na quebra do açúcar, das proteínas e da gordura. As células que mais requerem energia são as que têm mais mitocôndrias. Células da pele, por exemplo, apresentam algumas centenas de mitocôndrias, e outras, como as do cérebro, coração, olhos e músculos esqueléticos, apresentam um número muito maior (mais de 10 mil mitocôndrias por célula). A principal molécula energética produzida na mitocôndria é a ATP (adenosinatrifosfato). É produzida na célula pela oxidação de carboidratos, proteínas e gorduras. O sistema enzimático envolvido nesse processo é genericamente chamado de respiração celular e sistema de fosforização oxidativa. É quando esse sistema não funciona que a obesidade começa.

O principal modo de a mitocôndria gerar energia (ou de os sistemas mitocondrial e energético funcionarem) é por meio do alimento que comemos. Ocorre, porém, que atualmente esse alimento é altamente processado, industrializado, cheio de substâncias tóxicas, causando então a falência das nossas mitocôndrias.

Outro fator da falência seria a inatividade física.

As células "sabem", elas têm consciência do que está ocorrendo em nosso organismo. Então a célula muscular sabe o que é preciso para a queima energética no exercício, e a mitocôndria providencia a energia para esse fim. A célula gordurosa previne-se com reservas nos momentos de jejum prolongado do indivíduo que faz um programa de emagrecimento.

Conclusão: regime é o meio incorreto de se perder peso!

Células: Gordura Marrom e Gordura Branca

Nós temos dois tipos de células gordurosas no nosso corpo:
– célula gordurosa branca e
– célula gordurosa marrom.

Cerca de 85 a 90% das nossas células gordurosas são de gordura branca, responsável simplesmente pela estocagem, pelo depósito de gordura. De 10 a 15% de células de gordura marrom são responsáveis pela geração de calor e energia.

Na realidade, ocorre que a célula de gordura marrom contém cerca de 10 mil mitocôndrias por célula, enquanto a célula de gordura branca possui somente cerca de cem por célula.

Os bebês apresentam grande quantidade de células de gordura marrom e é por isso que não sentem frio. Com o crescimento, passam a ter esse tipo de células só nas regiões dos grandes vasos da cavidade toráxica (que os envolve) e também nas regiões da nuca e face interna dos braços.

A existência das células de gordura marrom foi descoberta pelos cientistas que investigaram as altas temperaturas corporais em ursos polares. Eles apresentam grande quantidade dessas células, que são estimuladas pela baixa temperatura em que vivem, gerando, pois, alto aquecimento e permitindo a sobrevivência.

As pessoas obesas, se comparadas às pessoas magras, apresentam menor quantidade de células de gordura marrom, tendo então metabolismo menos ativo. O magro com grande reserva dessas células, mesmo com dieta hipercalórica, tem a possibilidade de queimar mais e, como resultado, não ganha peso mesmo quando come em maior quantidade.

O tipo de alimentação é decisivo na formação de mais ou menos células de gordura marrom. Nutrientes como a vitamina C, vitaminas B_3 e B_5 e aminoácidos como a fenilalanina promovem uma maior geração dessas células e são de grande efeito termogênico.

O exercício em baixas temperaturas (como a natação, a caminhada, o ciclismo etc.) também promove maior geração de células de gordura marrom.

O excesso de consumo de álcool, de gordura saturada, deficiências em zinco, magnésio e vitamina B_5 dificultam o processo de geração de calor pela célula.

CALORIAS: O GRANDE ENGANO DO SÉCULO XX

Com raras exceções, quando falamos em regime estamos sempre nos referindo a programas hipocalóricos.

Observando os obesos, percebe-se a preocupação destes em contar calorias. Será essa a solução? Certamente não.

O recurso "contar calorias" surgiu há aproximadamente cinquenta anos, quando dois médicos americanos da Universidade de Michigan (Drs. Newburgh e Johnston) afirmaram, em uma publicação, que a obesidade seguramente era mais resultado de uma alimentação muito rica em termos de calorias do que de uma deficiência do metabolismo.

Esse estudo, com apresentação de poucos casos e com curto período de acompanhamento, não pode ser considerado sério em termos médicos. Entretanto, foi aceito como verdade científica inquestionável, mesmo posteriormente, quando esses dois pesquisadores chegaram à conclusão de que os resultados apresentados não eram exatamente o que esperavam. Àquela altura, porém, essa teoria já tinha sido adotada nas principais escolas médicas do mundo como correta, e sua influência já se tornara irreversível.

A TEORIA DAS CALORIAS

Caloria, por definição, é a quantidade de energia necessária para elevar a temperatura de um grama de água de 14 a 15 graus centígrados.

Nosso corpo precisa basicamente de 2.500 cal por dia na mulher e 3.500 cal no homem (para indivíduos que não pratiquem um trabalho pesado), que serão gastas somente com digestão, metabolismo, manutenção de temperatura a 37 °C etc.

Se o consumo for maior que a queima, estaremos estocando calorias em forma de gordura. Caso contrário, ou seja, sendo o consumo menor que a queima, estaremos consumindo reservas (tecido gorduroso, músculo etc.).

Na verdade, não podemos ignorar a capacidade de adaptação inerente a cada um, o que faz de cada indivíduo *um ser único*. Ao contrário do que se imagina frequentemente, o obeso não é uma pessoa que forçosamente come mais. Em uma população de obesos, somente 15% comem excessivamente, 35% comem normalmente e 50% comem pouco.

Segundo a teoria baseada nas calorias, o resultado deveria ser matemático. Então pergunta-se: Como os prisioneiros de um campo de concentração puderam sobreviver por cerca de 5 anos com uma dieta em torno de 800 calorias por dia?

Se a teoria tivesse fundamento, eles teriam morrido assim que suas reservas de gordura tivessem acabado, ou seja, em poucos meses.

Do mesmo modo pergunta-se: E os superobesos, que ingerem de 4 a 5.000 calorias diárias? Se a teoria fosse verdadeira, deveriam pesar 500 kg em poucos meses.

Como explicar, com essa teoria, que certas pessoas comem pouco e mesmo assim continuam a engordar?

E aqueles que comem muito e não engordam?

MARTÍRIO DO OBESO

Em um regime hipocalórico, é preciso reduzir a quantidade de alimento para continuar a emagrecer. *Ao final, entretanto, chega-se ao ponto de quanto menos se come, mais se engorda.*

Acaba-se passando por severas privações e frustrações para conseguir perder peso, chegando-se em muitos casos a se apresentar um quadro de depressão ou hipotensão, fraqueza, fadiga, e até mesmo anorexia.

O efeito do regime "iôiô" é bem conhecido: engorda-emagrece, tornando-se cada vez mais difícil emagrecer, sempre se recuperando o peso inicial e, na maioria das vezes, com algum ganho a mais. Isso ocorre em 90% dos casos. Em um estudo realizado na Universidade da Pensilvânia, utilizaram-se ratos que receberam alimentação hipercalórica alternada com hipocalórica. Os ratos ganhavam e perdiam peso, porém, o ritmo de ganho e perda variava a cada novo regime. Assim, ao término do primeiro regime, o rato perdia peso em dois dias e o recuperava em 46. No segundo regime, o rato precisou de 46 dias para perder o mesmo peso que foi recuperado em 14! A cada regime, a perda de peso tornou-se mais e mais difícil de ser alcançada, e cada vez mais rápida foi a sua recuperação. Prova-se, assim, que o metabolismo se adapta à redução calórica.

Todo déficit calórico faz baixar os gastos metabólicos em mais de 50%, porém, é acompanhado de uma recuperação do peso, sendo que quanto maior for a diferença entre a alimentação habitual e o regime, mais rapidamente se retorna ao peso inicial.

O importante é saber o tipo de caloria e de nutrientes de que se está fazendo uso, e não se falar somente, por exemplo, em "regime de X calorias". Por isso, é fundamental a necessidade de termos uma dieta essencialmente equilibrada.

Resumindo: deve-se voltar a atenção mais para a qualidade e o equilíbrio da alimentação do que apenas para o número de calorias que ela apresenta.

TAXA METABÓLICA BASAL E ALIMENTAÇÃO CORRETA

O modo racional de perder peso não é a obsessiva redução de calorias que ingerimos, e sim a concentração na qualidade e na variedade dos alimentos. Devemos mudar nossa alimentação, estilo de vida, e então nossa taxa metabólica basal naturalmente se elevará, ajustando-se a uma estabilização em um peso menor.

Cada um tem sua própria taxa metabólica basal. Há indivíduos com uma taxa menor que absorvem mais calorias do que precisam, mesmo consumindo menos que uma pessoa magra. Acumulam esses excessos nas células de gordura branca. Nos indivíduos com taxa metabólica alta, músculos, cérebro, pulmão, pele e sangue requerem mais calorias e com isso permitem uma queima de calorias mais rápida e com maior eficiência.

Nossa taxa metabólica é determinada pelo que comemos e pelo modo como vivemos.

Alguns comem bem e são muito ativos; estes mantêm suas taxas metabólicas altas. Outros comem pouco, são inativos e promovem um metabolismo lento, e com isso engordam. A decisão de fazer parte do primeiro ou do segundo grupo é nossa. Então, o que podemos fazer para nos mantermos no primeiro grupo? Pequenas mudanças nos hábitos alimentares podem fazer grande diferença. Comer lentamente, mastigar bem o alimento, fazer várias pequenas refeições em vez de três grandes por dia, combinar adequadamente os alimentos. Isso ajuda nosso corpo a aproveitar de maneira correta o que comemos e a evitar excessos.

A hora em que comemos também influencia no efeito metabólico. Comer muitas calorias no fim do dia ou à noite, quando nosso sistema metabólico diminui sua atividade para o descanso, é uma certeza de que essas calorias serão estocadas nas células gordurosas.

Procurar uma alimentação que promova mais estímulo metabólico (fibras, grãos integrais, carnes magras), evitando se possível certos alimentos e bebidas (pizza, refrigerantes e sorvetes), que além de levarem à inibição metabólica causam a supressão da tireoide e, com isso, a não liberação de hormônios importantes na geração da energia química.

O que ocorre é o desequilíbrio dos ácidos graxos essenciais por inibição da enzima delta-6--desaturase, ocasionando uma redução na produção de prostaglandinas 1 e 3, consideradas poderosas estimuladoras do sistema metabólico.

O que gera o desequilíbrio da delta-6-desaturase?

Destacam-se:

– O consumo de álcool, gordura saturada (carne, leite e seus derivados, ovo etc.), o excesso na ingestão de alimentos refinados, como o açúcar (balas, doces, frutas secas, suco de frutas industrializado), a deficiência de proteínas e outros elementos essenciais à nossa dieta.

– Medicações como os esteroides e pílulas anticoncepcionais.

– O estresse excessivo, que provoca também um aumento de ingestão alimentar, e a glândula adrenal, sob esse estresse, libera adrenalina e cortisol, que também irão inibir a delta-6-desaturase.

– A deficiência de certos nutrientes que estimulam a produção e a liberação das prostaglandinas 1 e 3, como as vitaminas B, B_5, B_3, B_6, caroteno, biotina, vitaminas C e E, minerais como zinco e magnésio, aminoácidos essenciais e, o mais importante, os ácidos graxos essenciais. Estes últimos são determinantes na produção e na estimulação das células gordurosas marrom.

Portanto, como estimular o metabolismo? Com uma alimentação rica em fibras e carboidratos complexos e pobre em saturados, álcool e açúcar refinado. Cuidar também de uma suplementação de ácidos graxos essenciais, cofatores, certas vitaminas, minerais e aminoácidos, como veremos mais adiante.

ALERGIA ALIMENTAR: UM PROBLEMA COMUM MAS RARAMENTE DIAGNOSTICADO

Com a quantidade crescente de produtos químicos, conservantes, preservativos e edulcorantes nos alimentos, que já passam de 3 mil tipos segundo o Food and Drug Administration (FDA), está havendo um aumento da incidência de alergia alimentar, que, contudo, ainda é mal diagnosticada.

Entendemos alergia como uma reação individual sintomática a fatores do ambiente, cuja concentração ou quantidade a maioria das pessoas pode facilmente tolerar.

Cientificamente, contudo, precisa ser comprovada a presença de um reagente, que na terminologia médica é um anticorpo chamado imunoglobulina E (IgE). Este se manifesta especialmente nas alergias a pólen, poeira e pelos de animais, porém aparece em limitado número na alergia alimentar. A resposta do IgE é o que o alergista está procurando quando realiza testes na pele ou quando solicita o RAST IgE (Radioalergosorbent Test) no sangue do paciente.

Entretanto, a maioria das alergias alimentares se manifesta em um tempo muito variável, de 1 hora a 30 dias depois da ingestão de determinado alimento. Além disso, há também o envolvimento de anticorpo ou anticorpos, incluindo o IgG (imunoglobulina G). Infelizmente, o leque de reações tanto emocional quanto física aos alergênicos não é facilmente descoberto quando medido pelo IgE. *Como consequência disso, muito se rotulou, errada e principalmente, as mulheres, como neuróticas, hipocondríacas ou inseguras quando apresentavam queixas físicas e/ou emocionais inespecíficas.*

Como as reações alérgicas não eram mediadas pela IgE (não apresentam reação na pele precocemente), muitos pacientes ficavam praticamente sem diagnóstico correto. Esse fato, atualmente, está sendo contornado com o avanço da medicina nutricional embasada em trabalhos científicos, conduzidos e publicados nos principais meios médicos da medicina moderna.

Apesar disso, muitos médicos ainda pensam somente em uma resposta mediada pela IgE – ou resposta imediata –, com isso diagnosticando menos de 10% dos casos de alergia alimentar.

Os Drs. Theron Randolph e Herbert Rinkel são considerados os pais da "alergia moderna", que recebe o nome de Ecologia Clínica, tendo como conceito básico que as respostas orgânicas corpóreas, imunológicas ou não, são consequência de substâncias do meio ambiente.

POR QUE NÓS TEMOS ALERGIAS?

O aparecimento dessas alergias está vinculado à mudança dos hábitos alimentares do fim do século. É um tema que começou a se tornar importante nos últimos anos pelo fato de utilizarmos hoje uma alimentação muito industrializada, refinada, com excessiva concentração de conservantes e edulcorantes (como já se disse, existem mais de 3.000 tipos de produtos químicos hoje autorizados a serem adicionados aos alimentos, de acordo com o FDA). A isso associam-se mais de 10.000 tipos de químicos contaminantes presentes na água, no ar e nos alimentos. Há, pois, uma dificuldade do nosso organismo em "lidar" com esses xenobióticos que o enfraquecem, criando então a intolerância alimentar e, posteriormente, a alergia como comentamos anteriormente.

Adicione-se a isso o fato de que nosso padrão alimentar não contém mais a quantidade necessária de nutrientes para manter um bom nível de saúde.

Nossa alimentação hoje não é mais de saúde, e sim de subsistência, e quando vamos à mesa para nos nutrirmos, nos reabastecermos, nosso corpo é desafiado com a presença de muitos aditivos químicos e tóxicos no ar, na água e nos alimentos.

Outro fator causador do desenvolvimento de alergias é o fato de comermos mais do que precisamos, com isso causando sobrecarga em nossos sistemas digestivo e imunológico. Hoje, em média, consomem-se de 500 a 1.000 calorias a mais do que seria necessário à boa saúde.

Um aspecto importante é termos consciência de que comemos também uma variedade limitada de alimentos e com muita frequência. Estatísticas nos Estados Unidos mostram que cerca de 80% das calorias obtidas pelas pessoas provêm somente de onze tipos de alimentos. Estamos constantemente bombardeando nosso corpo com o mesmo alimento, que contém os mesmos nutrientes, criando uma sensibilidade e permitindo o surgimento de alergias com manifestações diversas.

ALERGIA ALIMENTAR: DEFINIÇÃO E SINTOMAS

Alergia alimentar é por definição uma irritação ou inflamação dos tecidos causados pelo alergênico de um elemento. Onde esse alergênico vai intervir é algo predeterminado geneticamente, pois todos temos pontos fortes e fracos em nível fisiológico e bioquímico, apresentando resistência a certas doenças e fraquezas diante de outras (susceptibilidades). Cada pessoa reage de forma diferente até diante do mesmo alergênico.

Um exemplo:

Se analisarmos dez pessoas alérgicas a leite, podemos ter dez diferentes reações. Em uma, pode causar diarreia, em outra, cefaleia, dores articulares etc.

É importante entender que essas reações aparecem depois de longo tempo, tendo como período intermediário o que chamamos de intolerância alimentar. Nos períodos iniciais, são reações leves e não mostram correlação direta com determinado alimento, que certamente é o agente causador. Pode demorar meses, e até anos, para essa reação se transformar em franca alergia alimentar a determinado produto.

O quadro nas p. 42-3 relaciona os sintomas que são frequentemente indicadores de alergia alimentar, porém só cobre parte do que pode ser associado ao problema ou a seu agente causador.

A alergia alimentar apresenta grande possibilidade de mascarar os sintomas porque, na realidade, estamos ainda no início dos estudos que levam ao reconhecimento dessas manifestações.

Esses alergênicos alimentares depositam-se nos tecidos causando inflamação; assim, o sistema imunológico libera grande quantidade de mediadores químicos que causam uma exacerbação da resposta dolorosa. Assim, a bradiquinina (provavelmente o mais doloroso mediador produzido pelo nosso organismo) e as prostaglandinas 2 e F2 alfa causam aumento da sensibilidade à dor.

TESTES PARA DIAGNOSTICAR A ALERGIA ALIMENTAR

Os testes convencionais que são usados para diagnóstico de mediadores alergênicos – IgE (normalmente caro e doloroso), quando aplicados na pele, não funcionam para a maioria das alergias alimentares.

Os testes para mediadores não IgE para alergia alimentar medem a lesão causada aos glóbulos brancos quando em contato com cada alimento potencialmente alergênico. Como a alergia alimentar pode causar dano ou mesmo destruir células sanguíneas, o teste mostra qual alimento o paciente deve evitar no futuro. Apesar da possibilidade de falso positivo e da pobre reprodutibilidade, ainda é melhor que o teste de pele para IgE ou RAST para IgE.

Atualmente, dispomos do teste Food Immune Complex Assay (FICA), que mede a presença no sangue de anticorpos específicos para alimentos e imunocomplexo para alergênicos alimentares em cada alimento testado.

Outro teste de bom resultado e não doloroso é o teste dermoelétrico. A partir de diferenças de potenciais eletromagnéticos ele consegue determinar os alergênicos por meio de um sistema computadorizado com resultado imediato.

SINTOMAS COMUNS ASSOCIADOS ÀS ALERGIAS ALIMENTARES

SINTOMAS FÍSICOS

Cabeça — Olheiras escuras, inchaço e rugas sob os olhos (sinal de Dennie), dores de cabeça localizadas e outras dores de cabeça "vasculares", enxaquecas, fraquezas, tonturas, sensações de estufamento na cabeça, sono excessivo logo após alimentar-se, insônia, acordar frequente durante a noite, de madrugada (geralmente entre duas e quatro da manhã), incapacidade de voltar a dormir.

Olhos, ouvidos, nariz e garganta — Coriza, nariz entupido, formação excessiva de mucos, lacrimejamento, visão turva, estalos, barulhos nos ouvidos, dor de ouvido, sensação de estufamento nos ouvidos, perda de audição, infecções de ouvido recorrentes, pruridos no ouvido, corrimento do ouvido, dores de garganta, rouquidões, tosse crônica, engasgamento, pruridos no céu da boca, sinusites recorrentes, necessidade de higiene nasal frequente.

Coração e pulmões	Palpitações, arritmias, taquicardia, asma, congestão no peito e asma induzida por exercícios.
Gastrointestinal	Muco nas fezes, comida não digerida nas fezes, náusea, vômitos, diarreia, constipação, distensão abdominal, eructação, colites, flatulência, dores ou cólicas abdominais, síndrome de intestino irritado, cólicas em crianças, sede extrema, doença inflamatória do intestino (doença de Crohn e colite ulcerativa), pruridos anais, língua com crosta esbranquiçada, sintomas aparentes de doença de vesícula (os quais podem vir a ser de natureza alérgica).
Pele	Erupções, assaduras, eczema, dermatites herpetiformes, palidez, pele seca, caspa, unhas e cabelos quebradiços.
Outros sintomas	"Dores de crescimento" em crianças, sintomas de TPM, fadiga crônica, fraqueza, dores musculares, dores articulares, artrites, inchaço das mãos, pés ou tornozelos, sintomas do sistema urinário (frequência, urgência), pruridos vaginais, corrimento vaginal, obesidade, variação rápida de peso de um dia para outro (1 a 5 kg ou mais).

SINTOMAS PSICOLÓGICOS

Ansiedade, surtos de pânico, depressão, crise de choro, comportamento agressivo, irritabilidade, confusão mental, letargia mental, hiperatividade em crianças e adultos, agitação, desabilidades de aprendizagem, hábitos de trabalho que deixam a desejar, falar arrastado, gaguejamento, dificuldade de concentração, indiferença, provavelmente certos tipos de autismo, esquizofrenia e bulimia/anorexia nervosa.

OUTRO FATOR FUNDAMENTAL: A INSULINORRESISTÊNCIA

O QUE É INSULINA?

Insulina é um hormônio secretado pela porção endócrina do pâncreas, mais especialmente pelas células B das ilhotas de Langerhans. Ela permite a manutenção da glicemia nos níveis normais (1g/l ou 5,5m Mol/l), responsável pela glicorregulação.

INSULINA E OBESIDADE

A alimentação rica em glicídeos, com alto índice glicêmico, gera picos de hiperglicemia que provocam uma forte secreção de insulina. Inicialmente o hiperinsulinismo é corrigido por hiperglicemia pós-prandial (pós-alimentação).

Em uma segunda fase, ocorre uma diminuição da tolerância ao açúcar, que é mal utilizado em nível periférico, demorando então para penetrar nos tecidos gorduroso, muscular e hepático. É a chamada insulinorresistência. Ocorrem então alterações nos receptores tyrosinoquinase, que representam um dos raros receptores de insulina. A insulina é mal reconhecida pelas células dos tecidos glucodependentes, que não informam corretamente sua presença.

Uma vez que o açúcar demora para penetrar nos tecidos, a glicemia fica por longo tempo elevada, o que provoca uma nova liberação de insulina agravando o hiperinsulinismo.

Em uma terceira fase (quando a insulinorresistência atinge o pâncreas), a insulina circulante provoca uma alteração no funcionamento do pâncreas e em seu mecanismo de inibição, isto é, ela promove um aumento na liberação de insulina. Isso acentua o hiperinsulinismo. A questão que se coloca é se hiperinsulinismo e insulinorresistência são alterações primárias ou secundárias à obesidade.

Temos duas hipóteses:

1. Alteração primária

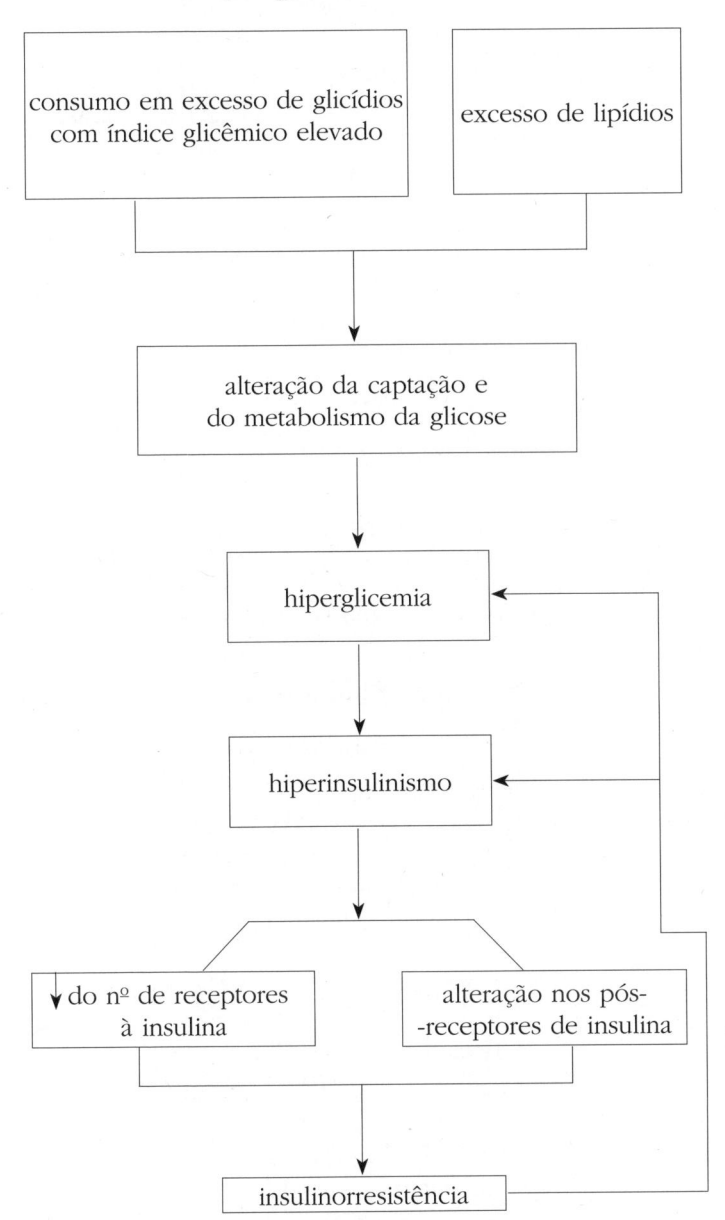

```
┌─────────────────────────────┐   ┌─────────────────────┐
│ consumo em excesso de glicídios │   │ excesso de lipídios │
│   com índice glicêmico elevado  │   │                     │
└─────────────────────────────┘   └─────────────────────┘
                │
                ▼
       ┌──────────────────────────┐
       │   alteração da captação e │
       │   do metabolismo da glicose │
       └──────────────────────────┘
                │
                ▼
          ┌──────────────┐
          │ hiperglicemia │◄─────┐
          └──────────────┘      │
                │               │
                ▼               │
         ┌────────────────┐     │
         │ hiperinsulinismo │◄──┤
         └────────────────┘     │
                │               │
      ┌─────────┴─────────┐     │
      ▼                   ▼     │
┌──────────────────┐ ┌──────────────────────┐
│ ↓ do nº de receptores │ │ alteração nos pós-   │
│    à insulina         │ │ -receptores de insulina │
└──────────────────┘ └──────────────────────┘
           │                │
           └────────┬───────┘
                    ▼
            ┌───────────────────┐
            │ insulinorresistência │──┘
            └───────────────────┘
```

2. Alteração secundária

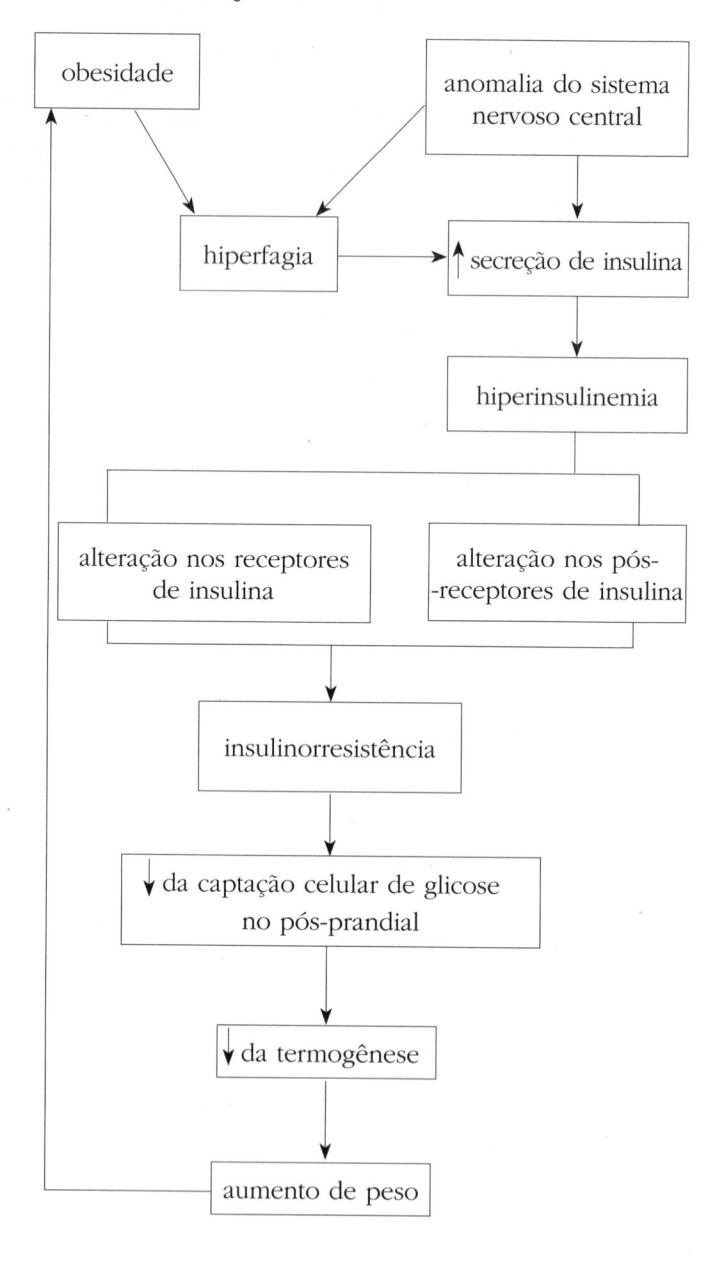

```
obesidade                anomalia do sistema
                         nervoso central
     ↓       ↓                  ↓
      hiperfagia  →  ↑ secreção de insulina
                              ↓
                       hiperinsulinemia
                              ↓
   ┌──────────────────────────┴──────────────────┐
   alteração nos receptores    alteração nos pós-
       de insulina              -receptores de insulina
   └──────────────┬──────────────────────────────┘
                  ↓
          insulinorresistência
                  ↓
        ↓ da captação celular de glicose
              no pós-prandial
                  ↓
           ↓ da termogênese
                  ↓
           aumento de peso → obesidade
```

Caso seja correto que o hiperinsulinismo é fator determinante da obesidade e da insulinorresistência, certamente teremos ainda mais um fator intervindo: a ausência de células de gordura marrom, responsáveis pela geração de calor e de energia, que estão alteradas no obeso, e que explica o ganho de peso mesmo quando ele come menos.

RISCOS DE HIPERINSULINISMO

O hiperinsulinismo ocorre quando a insulina sanguínea é superior a 20 mU/ml em jejum e superior a 80 mU/ml no pós-prandial. Favorece os processos de aterosclerose (acidentes vasculares, principalmente coronarianos).

É mais correlacionado com a obesidade androide, hipertensão arterial, hipertrigliceredemia, ↓ nível do HDL-Colesterol, aumento de ácido úrico, aumento de agregação plaquetária e retenção de sódio.

Provoca alteração nas paredes arteriais permitindo maior oxidação do LDL-Colesterol, com depósito deste nas paredes arteriais.

ÍNDICE GLICÊMICO

O poder glicemiante de cada glicídio é definido como índice glicêmico, tendo sido estabelecido em 1976. Corresponde à superfície do triângulo da curva hiperglicêmica induzida pelo glicídio ingerido.

Arbitrariamente, a glicose tem índice 100, que se refere à superfície do triângulo de curva hiperglicemiante correspondente.

O índice glicêmico dos outros glicídios é então calculado segundo a fórmula:

$$\frac{\text{Superfície do triângulo do glicídio testado}}{\text{Superfície do triângulo da glicose}} \times 100$$

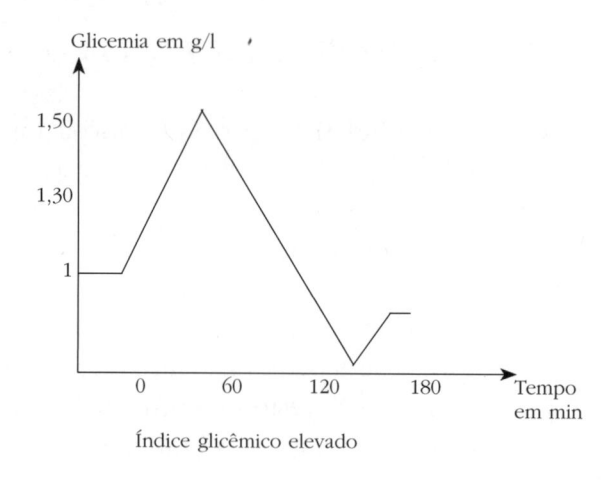

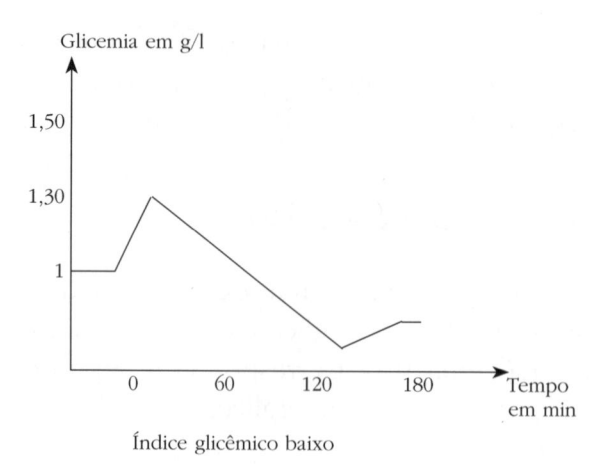

Índice glicêmico elevado

Índice glicêmico baixo

É importante saber que o refinamento dos alimentos (tratamento industrial) causa o aumento do índice glicêmico.

Podemos então classificar os glicídios em duas categorias: os bons glicídios (de índice glicêmico baixo) e os maus glicídios (de índice glicêmico alto).

Os bons glicídios levam a um aumento discreto da glicose no sangue e são de pequena assimilação pelo organismo.

Os maus glicídios provocam um aumento significativo da glicose no sangue. Como exemplo, o açúcar, não só puro, mas também combinado com outros alimentos, os produtos industrializados etc.

QUADROS DE ÍNDICE GLICÊMICO

Glicídios com índice glicêmico elevado (maus glicídios)	
Maltose	110
Glicose	100
Batata	95
Pão muito refinado	95
Cenoura	90
Corn Flakes – Pipoca	85
Açúcar (refinado)	75
Pão branco	70
Chocolate ao leite (com açúcar)	70
Biscoito doce	70
Milho	70
Arroz branco	70
Beterraba	75
Biscoito salgado	65
Fruta (cristalizada)	60
Geleia	55
Macarrão, massa branca	55

Glicídios com índice glicêmico baixo (bons glicídios)

Arroz integral	50
Ervilha seca	50
Fibras (tipo All Bran)	50
Aveia em flocos	50
Suco de fruta fresca (sem açúcar)	40
Feijão	40
Leite e seus derivados	35
Lentilhas	30
Pão integral	35
Macarrão integral	30
Frutas frescas	30
Geleia de frutas (sem açúcar)	25
Chocolate meio amargo (> 60% de cacau)	22
Frutose	20
Soja	15
Verduras e legumes verdes, tomate, limão	< 15

Obs.: Quanto maior o índice glicêmico, maior capacidade de geração de tecido gorduroso.

SÍNDROME X: O MAL DO SÉCULO. HIPOGLICEMIA

Como vimos anteriormente, a dieta do mundo moderno, muito rica em açúcar e farinha refinada, resulta em excessiva solicitação do pâncreas e em excessiva produção de insulina. Isso se traduz, em uma primeira fase, por um hiperinsulinismo (intolerância ao açúcar), e depois por insulinorresistência, com possibilidade de aparecimento de diabetes, normalmente associada à obesidade.

A insulinorresistência provoca uma agressão nas paredes arteriais, causando o aumento de agregação plaquetária, podendo até levar à obstrução de uma artéria.

A função básica da insulina é agir na glicose sanguínea de modo a favorecer sua absorção pelas células. Isso garante de um lado a formação de glicogênio muscular e hepático, mas, de outro, favorece o depósito gorduroso de reserva, fazendo com que a glicemia baixe.

Se a quantidade de insulina produzida pelo pâncreas é excessiva e liberada muito frequentemente, temos então uma situação de hipoglicemia. *Portanto, a hipoglicemia não é somente causada por baixa taxa de glicose no sangue, mas também por uma secreção excessiva de insulina secundária (hiperinsulinismo) resultante do uso abusivo de açúcar.*

HIPOGLICEMIA: SINTOMAS

Cansaço
Irritabilidade
Nervosismo
Cefaleia
Excesso de transpiração
Ansiedade
Agressividade
Insônia
Depressão
Mãos úmidas
Sudorese fria
Sensação de desmaio
Impaciência

Candida albicans: *pouco conhecida mas muito frequente*

Por que sua presença dificulta o emagrecimento?

Candidíase é a infecção por *Candida albicans*, frequentemente referida como síndrome de hipersensibilidade à *Candida*. É uma patologia ainda controversa.

A *Candida* é um habitante normal do trato gastrointestinal, especialmente do esôfago e do cólon (intestino grosso). Diversos fatores favorecem seu crescimento:

1. Ausência de bactérias amigas no trato gastrointestinal.
2. Excesso de consumo de açúcar refinado. Tem sido demonstrado que o açúcar é desestabilizador da função imunológica, que por sua vez controla o crescimento indesejável da *Candida*.

3. Alimentação pobre em fibras vegetais.
4. Má assimilação alimentar decorrente da deficiência de enzimas e de ácidos como o hidroclorídrico, que leva à baixa absorção de nutrientes.
5. Algumas medicações que estão correlacionadas com o aumento desse fungo, como: antibióticos, certos esteroides, certas pílulas anticoncepcionais, alguns tranquilizantes.

A *Candida albicans* vive normalmente em nosso intestino, porém certas condições, como as citadas anteriormente, provocam um desequilíbrio dessa ecologia intestinal, favorecendo a grande proliferação desses organismos. Há então grande quantidade de toxinas que permitem à *Candida* colonizar tecidos, infestando órgãos distantes do ponto de origem (intestino).

Após a Segunda Guerra Mundial, a medicina entrou na era do antibiótico. É inegável que este trouxe a solução para muitas doenças fatais como: septicemia, endocardites, tuberculose, pneumonia bacteriana, meningite, febre reumática, difteria etc. Estes são alguns dos exemplos de infecções tratadas com antibióticos. Por outro lado, seu uso indiscriminado provoca o crescimento da *Candida* de forma descontrolada.

Cerca de uma década após a descoberta dos antibióticos, surgiram as medicações esteroides, cortisona e derivados. Estas também foram utilizadas muitas vezes abusivamente, gerando o enfraquecimento do sistema imunológico e estimulando o crescimento da *Candida*.

É obvio que tanto o antibiótico como o esteroide têm seu uso certo na medicina, com indicações precisas, e não desordenadas, como frequentemente têm sido utilizados.

Hoje em dia, quando consumimos carne, frango e leite, estamos recebendo pequenas dosagens de antibióticos e de hormônios que foram administrados aos animais na prevenção de infecções e para o aumento precoce do peso. Com isso, estamos adquirindo uma resistência a esses antibióticos e favorecendo o crescimento da *Candida*.

Sua presença no trato gastrointestinal dificulta o emagrecimento, pois diminui a assimilação dos nutrientes e impede a normal liberação de toxinas em nível intestinal por causar alergia alimentar, alterando a condição normal de emagrecimento.

AS PODEROSAS ENZIMAS E OS NUTRIENTES ANTIGORDURAS

AUMENTANDO A EFICÁCIA DA DIGESTÃO

Quando temos uma dificuldade de quebra dos alimentos, como consequência temos uma deficiência nutricional que pode levar à compulsão pelo alimento e a desejos incontroláveis.

Em situações de estresse ou com o consumo excessivo de álcool, de cigarro, com uma mastigação inadequada e após os quarenta anos, passamos a liberar menor quantidade de enzimas digestivas, o que se dá de forma progressiva. Se isso se acentuar, teremos cada vez mais uma deficiência nutricional, que vai acelerar o processo degenerativo, de envelhecimento e a queda imunológica.

Outro fator que provoca uma diminuição da digestão e da assimilação é a alteração da ecologia intestinal, causada por excesso de alimentos industrializados (*junk food*) e por uma redução na ingestão de fibras em nossas refeições.

Para ativar a digestão e a assimilação, devemos utilizar substâncias naturais do nosso metabolismo, como ácido hidroclorídrico, enzimas digestivas, enzimas pancreáticas, lactobacilos etc.

COMO AGEM AS ENZIMAS DIGESTIVAS

Os alimentos sofrem ação das enzimas já a partir do momento em que entram na boca. Posteriormente, em todo o aparelho digestivo recebem as enzimas liberadas pelo fígado, pela vesícula biliar, pelo intestino etc. Simplificando, temos:

1. A **amilase** contida na saliva, que inicia a digestão dos carboidratos.
2. O **ácido hidroclorídrico** e a **pepsina**, que permitem a digestão das proteínas no estômago.
3. A **amilase** liberada pelo pâncreas, que quebra os carboidratos em açúcares mais simples, além de fazer o controle da insulina no sangue.
4. As **enzimas** digestivas que são específicas para quebrar proteínas.
5. A **lipase**, que digere as gorduras.

Existem, ainda, substâncias naturais, como plantas, fungos e bactérias que auxiliam a digestão de vários componentes da alimentação:

A bromelina, encontrada no abacaxi, e a papaína, encontrada no mamão, são potentes enzimas digestivas.

O aspergilus é um fungo que provoca a quebra de alimentos e é usado como auxiliar de várias enzimas, como por exemplo: protease, lipase, amilase, celulase e lactase.

Há situações muito comuns em nossos dias nas quais o nosso sistema digestivo se torna menos ativo. É o caso do desequilíbrio da ecologia intestinal ou da infestação por *Candida albicans*. Essa condição causa a retenção hídrica, dificuldade de perda de peso ou aumento de peso, cansaço, enfraquecimento do sistema imunológico e alergias.

SUBSTÂNCIAS QUE AUXILIAM NA REDUÇÃO DE PESO

Hoje contamos com substâncias, nutrientes e vitaminas que são potentes auxiliares no controle e no tratamento de excesso de peso. Vejamos os principais:

SUPRESSORES DE APETITE

São substâncias importantes no ajuste do apetite às necessidades fisiológicas de ingestão.

Pesquisas recentes mostram que a deficiência de **serotonina** em nível cerebral, além de causar depressão, ansiedade, insônia, comportamento obsessivo e compulsivo, causa também desejo de comer carboidrato e açúcar em excesso.

O estímulo da função serotonergética, por meio de precursores metabólicos da serotonina, tais como o aminoácido triptofano e seu derivado 5-hidroxitriptofano (5-HTP), tem apresentado eficiência de resultado. De fato, os aminoácidos têm a vantagem de não provocar efeitos colaterais comuns às medicações conhecidas como inibidoras do apetite, tais como anfetaminas, fenphen (fenfluramina/fentermina) e dexfenfluramina, recentemente removidas do mercado. Essas constatações permitem o uso de medicação que aumenta a serotonina em nível cerebral, promovendo uma diminuição do apetite.

NUTRIENTES ANTIGORDURA

Normalmente, recomenda-se um programa de suplementação nutricional. Necessitamos de quantidades adequadas de vitaminas do complexo B para as reações energéticas, que não somente queimam gordura, mas também nos mantêm em atividade e em alerta.

Além disso, há um número de outros suplementos que são particularmente úteis para quem deseja perder peso:

L-CARNITINA

Essencial para o metabolismo das gorduras, esse aminoácido favorece a oxidação destas mesmo em indivíduos com adequada quantidade de tecido gorduroso no corpo. Alguns estudos têm mostrado que L-carnitina baixa aumenta significantemente o nível de gordura e de colesterol no sangue.

Dosagem sugerida: de 500 a 2.000 mg, divididas em doses entre as refeições.

Para produzir L-carnitina, o organismo precisa de níveis adequados de vitaminas B6 e B3, ferro e metionina (um outro aminoácido). Deriva do aminoácido essencial lisina, que é um dos seus precursores.

Ação: L-carnitina é um biocatalisador que permite a entrada de gordura na mitocôndria, onde é metabolizada gerando energia. Ajuda também na remoção de catabólitos gerados na mitocôndria.

Nunca se deve usar carnitina na forma D ou DL, pois pode provocar efeitos colaterais. Sempre use carnitina na forma L (L-carnitina).

A deficiência de L-carnitina na célula gera sintomas como: cansaço, fraqueza muscular, obesidade e aumento do nível de triglicérides no sangue.

Há certos tipos de obesidade que ocorrem pela produção inadequada de carnitina no organismo.

PICOLINATO DE CROMO

Esse suplemento é a forma biologicamente mais ativa do cromo. Age no organismo criando massa muscular em vez de massa gordurosa, exatamente o que se deseja quando se pretende perder peso. Desenvolvendo-se mais músculo, é aumentado o poder de *queima*.

Estudos em atletas mostraram que os que estavam tomando cromo perderam massa gordurosa e criaram mais músculos em comparação aos que recebiam placebo.

Como o cromo é mal absorvido pode-se usar dosagens altas por certos períodos, porém a dosagem recomendada é de 200 a 400 mcg por dia.

SULFATO DE VANÁDIO

Consiste na forma ativa do vanádio que já era recomendado para o tratamento da diabetes e do cansaço no século XIX.

Recentes estudos têm mostrado ser possível o controle da diabetes em animais de laboratório (*Science*, 227 (1985) 757-9).

Apresenta ação importante no controle da glicemia e também na prevenção da excessiva quantidade de colesterol LDL dos triglicérides.

O vanádio aumenta a entrada de glucose no músculo e inibe o depósito de grandes quantidades de calorias provenientes de carboidratos e de gordura.

Essas ações são importantes tanto no controle de peso como na melhora da performance atlética.

Dosagem: de 5 a 15 mg por dia.

É importante a supervisão médica para se evitar episódios de hipoglicemia sérios.

COENZIMA Q10

Como a L-carnitina, esse nutriente vai aumentar a produção de energia dentro da mitocôndria.

Alguns estudos têm indicado ação importante na geração de gordura marrom. Esta, como vimos, é formada de células gordurosas com alto poder metabólico de queima e de geração de calor. Isso é desejável se se quiser queimar os depósitos de gordura o mais rápido possível.

Dose: de 30 a 60 mg por dia.

Acredita-se que os indivíduos com obesidade de origem genética não conseguem responder adequadamente ao tratamento.

COLINA

É uma vitamina lipotrófica do complexo B.

Esse nutriente tem a capacidade de emulsificar a gordura e o colesterol, impedindo o seu depósito nos órgãos (principalmente no fígado) e ajudando na desintoxicação orgânica.

Encontra-se em grande quantidade nos alimentos, porém é facilmente destruída quando estes são cozidos ou processados, e também com o uso de álcool, de estrógeno e de certos antibióticos.

Grande quantidade de colina está presente na lecitina de soja. Outras fontes importantes são: levedura de cerveja, peixe e vegetais folhosos.

É também parte do neurotransmissor acetilcolina, responsável pela integridade da condução elétrica no sistema nervoso.

Deve-se usá-la em associação às outras vitaminas do complexo B para uma melhor eficiência.

Dosagem: de 500 a 1.500 mg por dia, em doses divididas.

As vitaminas biotina, colina e inositol apresentam ação semelhante.

ÁCIDOS GRAXOS ESSENCIAIS

Consistem nos ácidos gama-linolênico (GLA) e alfa-linolênico (LNA), os quais apresentam a capacidade de estimular a produção de gordura marrom.

Devem ser administrados em proporções adequadas para que não provoquem efeitos adversos.

Recomenda-se seu uso na forma de óleos vegetais polinsaturados prensados a frio. Somente nessa condição é preservada a estrutura química antioxidante, pois quando usados para fritura ou como margarina (forma hidrogenada) encontram-se na configuração trans*, que produz efeitos negativos no organismo.

COMPLEXOS ANTIOXIDANTES

Antioxidantes são substâncias que permitem a inibição e/ou a retirada de subprodutos das rea-

---

* Disposição espacial em que os átomos de hidrogênio, ligados ao carbono envolvido, encontram-se no lado oposto da molécula.

Apresentam toxicidade e estão implicados como fator central de doenças cardíacas, câncer etc.

ções químicas oxidativas no nosso organismo provocadas pelos radicais livres. Estes têm potencial devastador no nosso sistema biológico, causando graves doenças como câncer, diabetes, aterosclerose e artrite. Os **radicais livres** também têm relação com a obesidade, pois oxidam a membrana celular, não permitindo, assim, a entrada de nutrientes e a saída de toxinas (catabólitos celulares).

Os complexos antioxidantes participam na geração de gordura marrom e, durante a fase de perda de peso, protegem a célula nutrindo-a com qualidade.

A ação antioxidante é encontrada na associação de certas vitaminas, como por exemplo as vitaminas E e C, betacaroteno; em alguns minerais, tais como zinco e selênio; e em certas enzimas, SOD, certalase, glutation.

GARCINIA CAMBOGIA: *"CITRIN"*

Planta também conhecida como *Brindall berry*, nativa da Índia, é usada como antiparasitária e purgativa.

Contém (-)-Hidroxicitrato, que promove a neutralização da lipogênese (formação da gordura) induzindo à perda de peso ao mesmo tempo que controla o apetite e a diminuição da produção de LDL-colesterol e de triglicérides.

Dosagem: de 1.000 a 2.000 mg diárias.

Obs.: a eficiência dessa planta se apresenta quando na forma de extrato concentrado de *Gar-*

cinia cambogia, encontrado no mercado com a marca registrada "Citrin". Compostos simples com *Brindall berry* não têm o mesmo efeito.

CHITOSAN

Chitosan é uma fibra similar, em muitos aspectos, à celulose dos alimentos. Não é assimilada pelo nosso organismo e não tem valor calórico.

No estômago, Chitosan se transforma em uma gelatina que, por ter carga elétrica positiva, apresenta facilidade de se ligar à gordura saturada, de carga elétrica negativa. Com isso, a gordura da dieta não é digerida nem absorvida, sendo totalmente eliminada (similar à Olestra, que está sendo usada em alguns alimentos). Por outro lado, acredita-se que essa afinidade não permita também a absorção das vitaminas lipossolúveis, causando então um aumento do desequilíbrio nutricional, que é comum no obeso.

SUBSTÂNCIAS QUE FAVORECEM O AUMENTO DA TAXA METABÓLICA BASAL

São substâncias que permitem a correção da temperatura e a geração de energia em nível basal. Sabemos que os indivíduos que têm tendência à obesidade apresentam taxa metabólica diminuída.

Exemplos:

EFEDRA: EPHEDRA SINICA

Também conhecida por *ma-huang*, essa planta tem a função de aumentar a eficiência e a habilidade de queimar gordura. Consegue aumentar ou estabilizar a taxa metabólica basal, responsável pela queima. Promove perda rápida de peso, porém deve ser associada a um programa de reeducação alimentar e a mudanças de estilo de vida.

Não deve ser usada por pessoas com pressão arterial elevada, diabetes, alteração de tireoide e hiperplasia benigna de próstata. Não associar com medicação para pressão arterial ou antidepressivo.

IOIMBE: PAUSINYSTALIA YOIMBE

Contém um alcaloide que também promove essa queima de gordura, chamado ioimbina. Essa erva age bem, principalmente em mulheres com pouco tecido gorduroso a perder, pois tem a propriedade de bloquear principalmente os locais de acúmulo de gordura localizada, neutralizando receptores específicos (receptor alfa-2), encontrados principalmente nos seios, glúteos e nas coxas. Esses receptores ficam mais concentrados na gestação, nas dietas de baixa caloria e no envelhecimento precoce.

Não deve ser usada por pessoas com problema renal, gestantes ou que estejam fazendo uso de diuréticos. Durante o uso de ioimbe devem ser evitados alimentos ricos em tiramina (como queijo, vinho tinto e fígado), que poderão provocar hipertensão. Pode ser associada à efedra.

L-TIROSINA

É um aminoácido essencial que possibilita tanto a diminuição do apetite como o aumento da taxa metabólica basal.

É precursora do hormônio tireoidiano que estimula a formação de gordura marrom que, como já vimos, é importantíssima no controle de peso.

Não deve ser tomada em conjunção com inibidores da MAO* (enzima mono-amino-oxidase), podendo, nesse caso, desenvolver toxicidade.

Utilizada isoladamente na forma L-tirosina, é considerada bem segura, ao contrário da forma D-tirosina, que pode ser tóxica.

Compete em termos de absorção com a DL-fenilalanina, não devendo com essa ser associada.

DL-FENILALANINA

É um aminoácido essencial e precursor do aminoácido tirosina, auxiliando também na diminuição do apetite e aumentando a taxa de produção de energia.

---

* A MAO degrada e diminui o nível de dopamina no cérebro. Dopamina é um neurotransmissor que promove sensação de bem-estar. É fundamental na coordenação motora fina, motivação, regulação da insulina, energia física, boa função imunológica etc.

É componente do adoçante artificial aspartame.

As formas adequadas de uso da fenilalanina são a L ou DL-fenilalanina.

Evitar usá-la com inibidores da MAO por produzir interação e efeito adverso.

PYRUVATO (ÁCIDO PIRÚVICO)

É uma forma alterada da molécula de açúcar, produzida no organismo durante o metabolismo dos carboidratos e das proteínas.

Estudos comparativos do uso destes elementos com placebo mostram significativa eficiência na redução de massa gordurosa em adultos acima do peso e que consumiam dieta com pouca quantidade de gordura.

As pesquisas mostram que o pyruvato favorece a perda de peso pelo aumento da taxa metabólica basal. Tem função antioxidante, inibindo a geração dos lesivos radicais livres. Devido a este potencial antioxidante, estudos preliminares com animais sugerem que o pyruvato pode inibir o crescimento de certos tipos de tumores.

Em programas de perda de peso se usa até 30 gramas por dia.

Altas doses podem causar desconforto gastrointestinal, como gases, distensão abdominal e diarreia.

TIREOIDE: *ATIVADORES*

Na obesidade, normalmente encontramos a tireoide com atividade abaixo do normal, o que pode ser causado por deficiências de vitaminas e minerais, excesso de alimento industrializado, álcool, inibição ou excesso de estimulação por açúcar, cafeína e estimulantes.

O que se detecta na prática é que mais de 40% das mulheres apresentam hipotireoidismo mesmo quando os exames mostram normalidade. Com isso, o metabolismo pode estar diminuído, pois não há ativação de enzimas que influenciam a "queima" de gordura para gerar energia.

Por outro lado, o risco do uso excessivo e prolongado dos hormônios ativadores podem causar consequências sérias à mulher, principalmente na pré-menopausa.

A utilização de precursores destes hormônios, como é o caso da L-tirosina, é uma medida que promove bons resultados, sem se correr o risco de superprodução hormonal.

REGULAÇÃO HORMONAL

HGH: HORMÔNIO DO CRESCIMENTO

Esse hormônio, que é produzido e armazenado na glândula pituitária, é responsável pelo nosso crescimento (ossos, músculos), pela cicatrização de feridas e também pela capacidade de metabolizar gorduras.

À medida que envelhecemos, começamos a produzir menor quantidade do HGH, que, por volta dos sessenta anos, encontra-se em quantidades insignificantes.

Sua função é estimular a produção dos músculos (e são estes que promovem a "queima", mesmo no repouso ou no sono) e, por consequência, a utilização das gorduras, impedindo seu depósito. Quando reduzido, provoca o ganho ponderal mesmo quando não se abusa da alimentação. Isso é bastante comum a partir da idade adulta, quando as pessoas percebem que, apesar de não terem mudado seu hábito alimentar, não perdem peso como antes. Isso se deve certamente a essa deficiência hormonal.

Atualmente já dispomos de **hormônio do crescimento sintético**, como forma de reposição. Estudos atuais mostram a propriedade de esses hormônios melhorarem o tônus muscular, com perda de peso e ganho de disposição. Seu uso, porém, deve ser bem monitorado, sendo contraindicado para algumas pessoas pelos possíveis riscos de efeitos colaterais (diabetes, hipertensão etc.).

A abordagem mais prudente pode ser a suplementação com aminoácidos, que, sabemos, são estimuladores da produção do HGH. Os mais usados são a L-arginina e a L-ornitina, que também devem ser administrados com orientação médica, pois necessitam de uma complementação de outro aminoácido, a L-lisina, para que não ocorra desequilíbrio imunológico.

DHEA: DEHIDROEPIANDROSTERONA

Esse hormônio, que é produzido pela glândula adrenal, é a matéria-prima de todos os hormônios esteróides, suprindo as necessidades de acordo com a demanda.

Age como antiobesidade, antidiabetogênico, antissenilidade, antienvelhecimento e anticâncer. Inibe a enzima G6PD (Glicose-6-Fosfato-Desidrogenase), que estimula o estoque de gordura e a

Colecistoquinina (CCK), que informa o corpo da sensação de saciedade e age por meio da IGF-1 na estimulação do metabolismo para produzir músculos e energia em vez de gordura.

Sua suplementação deve ser feita sob orientação médica, pois requer exames de controle para não ser usado em dosagem suprafisiológica, o que pode vir a causar efeitos indesejáveis.

Sempre iniciá-lo com dosagens pequenas, de 5 a 10 mg no caso das mulheres, e de 25 a 50 mg para os homens. Pode-se chegar até 400 mg por dia por tempo determinado, prática que não tem mostrado efeitos adversos.

Riscos: na mulher pode causar aparecimento de pelos na face. No homem, está contra-indicado no caso de câncer de próstata, por estimular frações de testosterona, responsável por alimentar o tumor.

DHEA E SEU EFEITO ANTIOBESIDADE

1. DHEA inibe a chamada Glucose-6-Dehidrogenase (G6DPH), a qual neutraliza a habilidade que nosso corpo tem de produzir e depositar gordura.

2. Estimula Colecistoquinina (CCK), que informa o corpo da sensação de saciedade.

3. Age por meio da IGF-1 na estimulação do metabolismo para produzir músculos e energia em vez de gordura.

4. Diminui o nível basal de glicose e insulina, promovendo então a diminuição da resistência à insulina.

5. Diminui a gordura subcutânea e aumenta a massa muscular.

QUAL É O PESO IDEAL?

Quando nos pesamos numa balança, o que avaliamos? O peso global do corpo é composto de músculos, ossos, tecido gorduroso, órgãos, vísceras, nervos e água. A massa gordurosa constitui 15% do peso dos homens e 22% do peso das mulheres.

A obesidade é definida como um excesso dessa massa gordurosa quando representa um percentual superior a 20% desses valores médios.

Mas como saber exatamente a massa gordurosa de um indivíduo? A medida da prega cutânea é uma abordagem não muito precisa.

Somos obrigados a associar a obesidade ao excesso de peso, mesmo que a balança não permita saber a diferenciação entre massa gordurosa e massa ativa (músculos, órgãos etc.)

Atualmente, se adota internacionalmente o índice de Quetelet (ou BMI – *Body Mass Index*), que define a relação entre peso e altura.

$$\text{Índice BMI} = \frac{\text{Peso} \quad (kg)}{\text{Altura}^2 \quad (m^2)}$$

Como calcular seu índice de massa corpórea (BMI)?

1. Peso em kg (ex.: 67,5 kg).
2. Altura em m (ex.: 1,72).
3. Altura em m^2 (ex.: 1,72 x 1,72 = 2,97).
4. Dividir peso/altura em m^2
   67,5/2,97 = BMI = 22,7

O valor normal é de 20 a 25 para homens e 19 a 24 para mulheres. Até 30, há um aumento ponderal, e acima de 30 temos obesidade. Se esse índice for superior a 40, estamos diante de uma obesidade grave e preocupante em nível médico.

Essa definição é de critério médico e não estético, mas esse índice tem a vantagem de estar bem correlacionado ao valor da massa gordurosa.

A repartição topográfica da gordura permite obter-se um prognóstico da obesidade medindo-se:

Contorno da medida em nível umbilical
Contorno da medida do quadril

Essa relação é normalmente de 0,85% nos homens e de 0,65 a 0,85% nas mulheres.

Na obesidade *androide*, a gordura se acumula principalmente na parte superior do corpo (rosto, pescoço, abdome e acima do umbigo).

A medida é sempre superior a 1. Nesses casos, as complicações são frequentes e precoces: diabetes, hipercolesterolemia, hipertensão arterial, risco cardíaco.

Na obesidade *genoide*, a massa gordurosa predomina na parte inferior do corpo (baixo ventre, quadril, pernas). Essa repartição é constitucional nas mulheres. O risco de doenças é menor, havendo contudo o aspecto estético desfavorável segundo certos padrões.

Esses valores médicos não consideram os valores estéticos, pois atualmente a imagem veiculada de peso ideal, em certos casos, é um mito irreal e de determinante cultural. O peso ideal, se existe, deve ser definido a partir de análise conjunta do obeso consigo mesmo e de uma discussão crítica com seu médico.

FAZER EXERCÍCIO COMPENSA?

*E*sse é o principal fator para se conseguir maior queima de calorias e também aumentar a relação músculo/gordura.

O exercício aeróbico aumenta o consumo de oxigênio, a frequência cardíaca e a respiração. Isso estimula a produção do hormônio noradrenalina, que é ativado pelo estresse do exercício (o mesmo ocorre no estresse mental, em que há um estímulo da produção de adrenalina). A noradrenalina tem um efeito altamente benéfico no modo de o organismo queimar gordura.

A taxa metabólica com o exercício aumenta aproximadamente em 25%, perdurando por cerca de 15 horas após seu término. Mesmo que uma pessoa esteja dormindo, tem uma queima de caloria maior do que a do indivíduo que não se exercita.

Quando e com que frequência nos exercitamos são fatores de importante influência no metabolismo. Se o exercício é feito após a refeição (30 minutos a 1 hora de caminhada, por exemplo), o metabolismo calórico é maior do que se realizado antes das refeições.

Quanto mais se exercita maiores são os benefícios para a perda de peso.

O exercício contribui para elevar o ponto do metabolismo basal e ajuda a manter a massa muscular. O músculo utiliza mais calorias para sua função do que a célula gordurosa.

Quanto maior a porcentagem de massa muscular, mais calorias se queimam para se mantê-la.

Fazer regime sem estar se exercitando, inevitavelmente, levará à perda de músculo e de tecido conectivo, ao mesmo tempo que células gordurosas estarão sendo geradas. Quando se recupera o peso, esse tecido muscular perdido é reposto em tecido gorduroso, que aumenta a cada regime, ou seja, vai diminuindo a relação músculo/gordura e ficando cada vez mais difícil emagrecer.

Estima-se que a cada ano sem exercícios, o que se perde de massa muscular se ganha em dobro em células gordurosas.

Tratamento em Clínicas ou SPAs Surtem Efeito?

A alimentação em excesso, feita com muita frequência, altamente proteica e rica em gorduras caracteriza a dieta moderna. Isso nos obriga a certos períodos de desintoxicação e de reeducação alimentar, se possível, numa clínica especializada.

Se possível também, é importante a utilização periódica de programas corretivos no nosso ciclo nutricional. Esses fazem parte de um processo de rejuvenescimento, pois é a ocasião em que nossas células e órgãos têm tempo para se restaurarem.

Esse programa pode ser considerado um remédio para desacelerar ansiedades e estresses que a dinâmica do mundo moderno provoca, e que na maioria das vezes compensamos na alimentação, comendo mais do que precisamos.

O sangue e a linfa terão oportunidade de se livrarem de toxinas, e, como consequência, consegue-se maior clareza mental, nova energia corpórea e melhor condição da pele.

Inicialmente, a redução de calorias permite ao fígado converter glicogênio em glicose e depois, em energia. A gordura pode ser usada para energia (ATP), proteínas podem ser quebradas em aminoácidos, como a alanina e a serina, que, ao serem mobilizadas, produzirão glicose.

Resumo dos benefícios que podem ser obtidos com um bom programa corretivo nutricional:

– Eliminação de toxinas.
– Purificação do sangue.
– Rejuvenescimento.
– Revitalização geral.
– Descanso dos órgãos digestivos.
– Limpeza da pele.
– Redução de alergias (principalmente alimentares).
– Perda de peso.
– Maior resistência às doenças.
– Mais energia.
– Melhora na qualidade do sono.
– Maior relaxamento.
– Maior clareza mental e emocional.
– Aumento de criatividade e de inspiração.
– Como objetivo fundamental: mudanças de hábitos e de estilo de vida para tornar aqueles benefícios mais efetivos e duradouros.

No período inicial, não é incomum sentir cefaleia, principalmente nos dois primeiros dias; sensibilidade à luz comum e solar, e o sentido do olfato fica mais proeminente. O odor desagradável na boca e a respiração com cheiro forte podem ocorrer, assim como erupções na pele e odor diferente no corpo; náusea, vômito, fezes com muito muco e gases podem estar presentes.

A energia e a resistência geral podem ter uma queda compatível com esse processo de eliminação de toxinas, porém, passada essa fase, inicia-se um período com sensação de alívio, bem-estar e saúde.

É o momento oportuno para se tomar decisões, inclusive no que se refere ao estilo de vida e de dieta.

O crescimento celular saudável é estimulado, havendo com isso aumento da vitalidade, da imunidade e da resistência às doenças.

A Grande Decisão: Fazer as Pazes com seu Peso

Um programa para perder peso compreende, como vimos, muitos aspectos além da dieta propriamente dita. Contudo, a dieta é um instrumento chave no processo que se pretende iniciar. Este pode ser dividido em duas fases: 1ª: perda de peso e 2ª: manutenção do peso.

1ª FASE: PERDA DE PESO

É importante nesta fase a tomada de decisão para se alcançar uma meta. Determinar quantos quilos se está acima do peso ideal e iniciar o desafio.

É preciso entender que somos únicos, apresentamos uma especificidade que é somatória de várias características pessoais, como: idade, sexo, situação emocional ou estresse, hereditariedade, história pregressa alimentar etc. Daí resulta a dificuldade de se estabelecer quanto tempo é necessário para se perder os quilos desejados.

Basicamente, eliminam-se da dieta nesta fase os seguintes alimentos: **açúcar, frutas, leite e alimentos alergênicos**.

De fato, esses quatro alimentos são geradores de grandes quantidades de glicose na corrente sanguínea, o que impede a retirada da glicose do tecido gorduroso. O objetivo dessa fase é favorecer a neoglicogênese, ou seja, a geração de açúcar a partir da célula gordurosa e então o consumo deste tecido gorduroso, propiciando o emagrecimento.

A reintrodução de um desses quatro alimentos antes de se ter chegado a 80% do peso desejado trará um retrocesso do processo de queima e, portanto, um atraso na meta a ser atingida. Vejamos por que:

AÇÚCAR

Tem um papel nefasto na nossa alimentação, com consequências não só na aquisição de quilos, mas especialmente aumentando a tendência ao cansaço, diabetes, gastrite, doenças cardiovasculares e cáries dentárias.

No passado, o açúcar era um produto raro e de extremo luxo. Dizia-se que Henrique VIII tinha a boca cheia de cáries, um privilégio que só os nobres exibiam. O povo não tinha cáries por não consumir açúcar, ou seja, cárie era o sinal de status da época.

Atualmente, é um alimento acessível a todos, e cada vez em maior quantidade, sendo o fator básico no aumento de peso da população em geral.

O açúcar causa uma diminuição da capacidade funcional do sistema imunológico. Conforme a quantidade de açúcar consumido, pode haver imunossupressão, iniciando-se cerca de 30 minutos após a ingestão. Assim, até 5 horas depois, o açúcar pode alterar a capacidade dos glóbulos brancos de destruir bactérias, havendo baixa de até 40% da atividade dos neutrófilos (tipo de glóbulos brancos) por 2 horas após sua ingestão. É importante saber que os neutrófilos são responsáveis por 60 a 70% do total dos glóbulos brancos circulantes; essa queda então faz com que o sistema imunológico trabalhe só com 50% da sua capacidade.

Frutas

São um símbolo de nossa cultura alimentar, representando vida e saúde.

Sendo uma fonte importante de vitaminas e fibras, causa surpresa o fato de serem suprimidas nessa fase. Isso se explica pela presença da frutose, que é um açúcar. E essa frutose também se transforma em energia para a célula, fazendo que nossas reservas de gorduras não sejam mobilizadas.

Quando superada essa fase de emagrecimento e as frutas forem reintroduzidas em nossa dieta, não devem ser misturadas a nenhum outro alimento, pois quando o são, alteram a digestão e a absorção dos outros alimentos, perdendo também suas propriedades vitamínicas, pelas quais foram ingeridas. *Por isso é um grande erro consumirmos frutas ao fim de uma refeição. Devemos esperar cerca de 2 horas para isso.*

Fruta não combina com glicídeos, lipídios e protídeos, como veremos a seguir.

O amido dos carboidratos, para ser digerido, deve obrigatoriamente ser acompanhado de uma enzima (ptialina), que é secretada pela saliva. A maior parte das frutas tem a propriedade de destruir a ptialina, ou seja, na presença de fruta o amido não é digerido, o bolo alimentar fica retido por mais tempo no estômago, e, sob o calor e a umidade, fermenta.

Aparece então distensão abdominal, gases e perturbações digestivas diversas. Talvez esses sejam sintomas familiares a muitos.

Quando associadas às proteínas, como carne e queijos, as frutas, que são de digestão rápida, serão retidas no estômago por mais tempo, pois a carne necessita normalmente de 1 a 3 horas de permanência no estômago a fim de ser bem digerida. Portanto, as frutas serão prisioneiras do estômago nesse período do processo digestivo, gerando também, como no caso anterior, fermentação, perturbações gástricas e o não aproveitamento de muito das suas propriedades.

Então, quando comer fruta?

Somente no período de manutenção e observando o seguinte:

– No jejum, cerca de 20 minutos antes do café da manhã ou de 2 a 3 horas após as refeições.

– Como refeição principal, desde que esta **seja composta só de frutas**.

Portanto, deve-se prestar atenção ao poder glicemiante das frutas para não ganhar peso!

LEITE

Outro símbolo de saúde!

Entretanto, a presença do seu açúcar, a lactose, impede também o uso da glicose proveniente da degradação da célula gordurosa, o que na fase inicial da dieta é de primordial importância.

O leite integral produz, além disso, um aumento da taxa de colesterol. Então, deve-se consumir somente o leite desnatado, mas é preciso ressaltar também que, após certa idade, não produzimos uma proteína chamada lactase, responsável pela quebra da lactose (açúcar do leite). Em muitos casos, isso provoca processos alérgicos alimentares que passam muitas vezes sem diagnóstico.

Não esquecer que o único mamífero que toma leite quando adulto é o homem.

Seria uma abstenção natural e instintiva que o homem perdeu?

ALIMENTOS ALERGÊNICOS

Muitos alimentos que usamos atualmente podem promover o aparecimento de alergia alimentar, situação esta que impede a perda de peso. (Vide capítulo sobre Alergia Alimentar.)

2ª FASE: MANUTENÇÃO DO PESO

Quando se consegue atingir cerca de 80% do peso desejado, já se pode reintroduzir os alimentos proibidos na 1ª fase, desde que moderadamente e respeitando-se as regras da combinação dos alimentos para se manter o êxito alcançado.

A meta aqui é o equilíbrio, sem limite de tempo. É mais fácil que a 1ª fase por não ser tão rígido, porém é importante a permanência do controle de certos princípios, para evitar-se o risco de se perder a meta já alcançada.

PRINCÍPIOS DA CORRETA COMBINAÇÃO DE ALIMENTOS

POR QUE É IMPORTANTE SABER QUE CERTOS ALIMENTOS, QUANDO INGERIDOS JUNTOS, SÃO INCOMPATÍVEIS PARA A QUÍMICA DIGESTIVA.

Por que devemos prestar atenção à maneira de combinar os vários alimentos que ingerimos? A resposta é simples. Nosso aparelho digestivo não se destina a ingerir a gama complexa de alimentos que juntamos indiscriminadamente. Assim, desconfortos na digestão como acidez, gastrite ou "peso no estômago" são sintomas tão comuns que, para a maioria das pessoas, é considerado normal o uso de antiácidos ou de medicações auxiliares da digestão. *Na verdade, isso ocorre porque ingerimos alimentos "incompatíveis" que vão exigir muito do nosso processo digestivo e, o que é pior, vão prejudicar a absorção dos nutrientes.* Portanto, quando sentimos problemas digestivos ou quando estamos buscando melhor nutrição e aproveitamento do que se ingere ou controle de peso, a combinação de alimentos precisa ser observada.

ENTENDENDO UM POUCO MAIS O PROCESSO DIGESTIVO

Para que os alimentos que ingerimos sejam absorvidos pelo aparelho gastrointestinal e transportados para as células do corpo via corrente sanguínea, eles precisam ser "trabalhados" bioquimicamente. Os componentes-chave para esse processo são as **enzimas**, como já vimos nas páginas 59-61.

RECAPITULANDO: O IMPORTANTE TRABALHO DAS ENZIMAS

Como já vimos, enzimas são elementos ativos nos sucos digestivos, responsáveis pela correta decomposição química e digestão dos nossos alimentos. Essas enzimas têm funções especializadas e limites definidos para suas capacidades. Diferentes enzimas são secretadas para digerir certos tipos de alimentos. Por exemplo, uma enzima que auxilia na digestão de gorduras não decompõe proteína ou carboidratos (amidos). Da mesma forma, uma enzima que digere carboidratos não atua em gorduras ou proteínas. O processo que o corpo usa para a digestão de proteínas é diferente do utilizado para a digestão de carboidratos e amidos.

Ao entender que as nossas enzimas digestivas têm funções especializadas e limitações bioquímicas, torna-se óbvio que nossos sistemas não comportam a digestão de vários tipos de alimentos ao mesmo tempo. Alimentos combinados de forma errada são mal digeridos e produzem subprodutos metabólicos tóxicos. O acúmulo desses subprodutos tóxicos no corpo pode ser a fonte de muitos problemas sérios de saúde.

Conhecendo as proteínas

Por que a digestão das carnes é mais demorada que a de vegetais? Porque elas necessitam de enzimas especializadas em quebrar proteínas. As proteínas representam umas das mais abundantes substâncias de nosso corpo.

Embora sejam mais conhecidas as fontes proteicas de origem animal, encontramos também proteínas de alta qualidade em alguns vegetais, sementes cruas, grãos integrais e castanhas. São alimentos construtores e reparadores dos tecidos, bem como fonte de vitalidade.

As proteínas são compostas de substâncias menores chamadas aminoácidos, e são mais complexas do que as gorduras e os carboidratos. Digeridas pelo trabalho das enzimas proteolíticas (que quebram as proteínas pepsina e tripsina), são os nutrientes mais difíceis de serem digeridos. Cada tipo de proteína (carnes, peixes, soja, amêndoas etc.) requer diferentes tempos de digestão e diferentes secreções enzimáticas. Necessitam de um meio ácido – ao contrário dos carboidratos, que requerem um meio alcalino – para sua digestão.

Por sua vez, os açúcares (de frutas, o mel e o refinado) são prontamente digeridos. Contudo, se forem ingeridos com a proteína, irão inibir a secreção de suco gástrico e ficarão detidos no estômago, resultando em fermentação.

CARBOIDRATOS/AMIDO

Os carboidratos são a maior fonte de energia para todas as funções do corpo. Eles nos fornecem calorias que são prontamente disponíveis para o uso pelo organismo.

São geralmente chamados de açúcares e amido. Devemos obtê-los de frutas, vegetais, sementes, castanhas e cereais de grãos integrais (os quais são denominados carboidratos complexos).

O corpo converte todos os açúcares e amidos em açúcares simples como a glicose (para uso imediato pelo corpo) ou glicogênio (o qual é armazenado para energia). Esses açúcares são usados como combustível para os músculos, o sistema nervoso e o cérebro. Açúcares simples, tais como aqueles encontrados no mel e em frutas, são facilmente digeridos. Amidos, como os grãos integrais, são mais complexos, tendo de ser decompostos em glicose.

A celulose, um carboidrato encontrado na casca e nas fibras de frutas e de vegetais, fornece volume para o bom funcionamento intestinal e a evacuação correta.

As principais enzimas envolvidas na digestão de carboidratos/amido são a amilase salivar (chamada ptialina) e a amilase pancreática (chamada amilospina). Alimentos do tipo carboidratos/amido requerem um meio alcalino para a digestão correta. Portanto, as comidas proteicas (que requerem um meio ácido para a digestão) e comidas carboidratos/amido devem estar em refeições separadas. Já que os açúcares simples (como o das frutas) são tão rapidamente digeridos, eles não devem ser ingeridos com carboidratos complexos (grãos, pão, batatas etc.), os quais necessitam de um processo digestivo mais complexo e prolongado.

O consumo de alimentos carboidratos "refinados", como produtos com farinha branca, açúcar branco, doces, refrigerantes e outros "alimentos-tranqueira", pode causar a toxicidade e a deficiência vitamina/mineral no corpo e levar a sérios problemas de saúde.

GORDURAS/ÓLEOS

As gorduras (também chamadas de lipídios) são a fonte mais concentrada de energia na dieta. São compostas de carbono, hidrogênio e oxigênio, os mesmos elementos encontrados nos carboidratos, mas presentes em combinações e proporções diferentes.

Além de fornecerem energia, as gorduras servem como transportadores das vitaminas solúveis em gordura (vitaminas A, D, E, K). As gorduras constituem uma parte importante do processo no qual o cálcio é tornado disponível para os tecidos do corpo. Elas também são importantes no auxílio ao organismo em transformar o caroteno em vitamina A.

Sob a influência das lipases (enzimas que decompõem a gordura), as quais são secretadas pelo pâncreas, as gorduras e os óleos são decompostos em glicerol e em ácidos graxos.

Os ácidos graxos são necessários para o crescimento normal e para sangue, artérias e nervos saudáveis. O glicerol é convertido (no fígado) em glicose ou glicogênio para ser usado como combustível para energia.

Os óleos são semelhantes às gorduras, mas geralmente são líquidos à temperatura ambiente. As gorduras e os óleos tendem a retardar e a inibir a digestão. Portanto, é melhor evitar ingerir gorduras e proteínas na mesma refeição.

A gordura derivada de fontes animais tem sido ligada a numerosos problemas de saúde. A fonte da mais alta qualidade de gorduras e óleos reside em frutas frescas (como abacates e azeitonas), vegetais, castanhas e sementes cruas, grãos inteiros e legumes.

CONCLUSÃO

Pelo resumo acima, percebe-se que algumas combinações tradicionais existentes em nosso cardápio (bife-com-batata, melão-com-presunto, pato-com-laranja) representam combinações incompatíveis, ou seja, dificultam o processo digestivo e a boa assimilação de nutrientes. Evidente que muitos não se apercebem dessas dificuldades, ou só irão percebê-las quando estiverem se manifestando em forma de doenças.

Aprender a combinar os alimentos não é um modismo. Os princípios de combinação correta são observações de aspecto científico e bioquímico.

Há pequenas regras de grande efeito, como por exemplo:

✓ Quanto mais simples for o alimento e menor a variedade numa mesma refeição, melhor para o sistema digestivo e consequentemente para a boa nutrição.

✓ Mastigar muito bem os alimentos (até que fiquem pastosos). Comer com calma, consciente do alimento que está ingerindo. A primeira fase da digestão se inicia na boca sob ação da saliva.

✓ Não comer se estiver emocionalmente abalado, muito preocupado, sem fome ou após exercício árduo.

✓ Comer somente quando tiver fome e encerrar a refeição antes de se sentir satisfeito.

✓ Não comer alimentos demasiadamente quentes ou frios, pois isso pode danificar as enzimas necessárias para a digestão correta. A temperatura ambiente é a ideal.

✓ Sempre evitar alimentos refinados (em que estão perdidos os minerais e as vitaminas importantes para a nutrição), bem como enlatados, fritos e processados.

GUIA PARA ALIMENTAÇÃO CONSCIENTE

Frutas Ácidas		**Frutas Subácidas**		**Frutas Doces**
Grapefruit — Abacaxi Limão — Romã Lima — Morango Laranja — Tangerina Tomate	**Boa**	Maçã — Manga Damasco — Nectarina Frutas silvestres — Papaia Cereja — Pêssego Figo fresco — Pera Uva — Ameixa Kiwi	**Boa**	Banana — Caqui Coco — Ameixa seca Tâmara — Uva-passa Frutas secas Figo

Má combinação

Após ingerir a fruta, espere pelo menos 30 min antes de comer outros alimentos.	**Melão e Melancia** Comer separadamente. Não combinam com outros alimentos.	Evite comer frutas por pelo menos 3 horas após ingerir outros alimentos.

* Não combine alimentos cruzando esta linha *

Vegetais com baixo ou nenhum amido

Broto de feijão	Aipo	Salsa
Broto de alfafa	Acelga	Ervilha fresca
Aspargo	Milho	Pimentão
Alcachofra	Pepino	Rabanete
Almeirão	Berinjela	Algas
Beterraba	Alho	Cebolinha verde
Repolho chinês	Couve	Espinafre
Brócolis	Verduras de folhagem	Nabo
Couve-de-bruxelas	Alface, escarola etc.	Agrião
Repolho	Vagem	Abobrinha
Cenoura	Cogumelo	
Couve-flor	Quiabo	

Excelente / *Excelente*

Proteína

Carne vegetal	Soja (carne vegetal)
Feijão/ervilha seca	Produtos de soja
Castanhas e sementes	Tofu
Amendoim	Ovos
Leite e derivados	Carnes
Peixes	

Má / **Boa** / **Má**

Carboidratos e Amidos

Batata-doce	Pão
Mandioca	Castanhas
Coco	Milho
Cenoura	Grão/cereal
Abóboras-Morangos	Massas
Chuchus de inverno	Batatas
Feijão/ervilha seca	Inhame
Alcachofra-de-jerusalém	

Gorduras

Má | Abacate — Coco — Azeitonas | *Boa*

Óleos
(óleos são classificados como gorduras)

Abacate	Azeitona	Gergelim
Milho	Açafrão	Soja
Óleos de castanhas	Óleos de sementes	Girassol

As seguintes gorduras não são recomendadas para a saúde ideal, mas estão incluídas para clareza:

Manteiga	Creme de leite	Margarina

Exceções:

- Abacates combinam bem com frutas ácidas e subácidas, vegetais e tomates.
- Tomates combinam bem com vegetais sem amido, abacates, castanhas e sementes.
- Castanhas, nozes, amêndoas, avelãs etc. de molho ou brotos e sementes podem ser combinadas com frutas.

BEBIDAS ALCOÓLICAS NO EMAGRECIMENTO

CERVEJA

Na fase de emagrecimento é desaconselhável, e na fase de manutenção a cerveja deve ser consumida com pouca frequência, principalmente fora das refeições. É um produto que contém álcool (mesmo sendo em pequena quantidade) e uma concentração grande de glicídio glicêmico de 110, ou seja, em nível mais elevado que o próprio açúcar.

Atualmente dispomos de cervejas sem álcool, que são então mais aconselháveis.

VINHO

Não consumi-lo na fase de perda de peso salvo em raras exceções.

Na fase de manutenção, até dois copos por dia é permitido, porém não usar na mesma refeição doces ou chocolates.

É verdade que o álcool engorda, porém menos que açúcar, pão refinado e arroz branco.

É um glicídio que é rapidamente metabolizado em reserva, portanto não utilizá-lo em jejum. Procure desfrutá-lo do meio da refeição em diante, assim diminui sua assimilação.

Inquestionável que o vinho deve ser sempre de boa qualidade.

EDULCORANTES DE SÍNTESE

A supressão do açúcar leva geralmente à utilização dos edulcorantes. Estes não apresentam nenhum valor nutritivo ou energético, mas podem trazer outros problemas.

SACARINA

É o mais antigo substituto do açúcar, descoberto em 1879. Tem poder de adoçar equivalente a 350 vezes o açúcar e era o mais utilizado até o aparecimento do aspartame. Há suspeita de ser cancerígena.

CICLAMATO

Menos comum, descoberto em 1937. Tem poder de adoçar inferior à sacarina e normalmente deixa retrogosto desagradável. Suspeito de ser cancerígeno e proibido nos Estados Unidos desde 1969.

ASPARTAME

Descoberto em 1965 em Chicago por James Schlatter, pesquisador do Laboratório Searle. É uma associação de dois aminoácidos: ácido aspártico e fenilalanina.

Tem poder adoçante de 180 a 200 vezes superior ao açúcar e não apresenta retrogosto significativo.

As pesquisas mostram que o seu uso em bebidas geladas é menos lesivo do que em bebidas quentes, pois nesta situação há alteração de sua forma molecular pelo calor.

Discute-se ainda a possibilidade de gerar efeitos colaterais e alguns estudos mostram a influência do aspartame na geração de câncer, principalmente de tireoide.

POLIOIS

Usado em chocolates, bombons, chicletes ditos "sem açúcar". Na verdade, esses alimentos não contêm sacarose, mas outros tipos de açúcares como: glicose, frutose ou açúcar do álcool, que são poliois.

Apresenta a vantagem de não causar cáries, mas contém o mesmo valor energético dos outros açúcares. Ele não impede de engordar e também não ajuda a emagrecer.

Ex: sorbitol, manitol, polidestrose etc.

STEVIA

O pó da stevia é um extrato herbório natural da família do crisântemo. É 200 a 300 vezes mais doce do que o açúcar e oferece muitos benefícios sobre a sucrose, a frutose e os adoçantes artificiais. Isso o coloca como o adoçante de escolha das pessoas bem informadas.

Além de ser livre de calorias, previne cáries, não provoca episódios hiperglicêmicos com hipoglicemia secundária e tem ação antifúngica importante no controle da *Candida*.

Na sua comercialização, a stevia geralmente está associada a outras substâncias, como a lactose, cujo uso pode ser contraindicado a certas pessoas.

Recomendamos criar um líquido concentrado adicionando 1 colher de chá do pó de stevia pura a 3 colheres de sopa de água filtrada. Acondicionar em um pequeno frasco, que deve ser conservado no refrigerador para prolongar sua vida útil.

CAFÉ

É bebida altamente estimulante na produção de insulina, e por isso com grande poder de acúmulo de gordura, como vimos no capítulo sobre a ação da insulina. Por isso, dar sempre preferência ao café descafeinado.

Estudos recentes mostram que mais de seis xícaras de café ao dia provocam significativas alterações na taxa de colesterol.

O café, pelo seu poder de estimular o pâncreas a produzir insulina (gerando por consequência hiperinsulinemia e hipoglicemia), causa situações de excitação seguida de fadiga e outros sintomas de hipoglicemia.

Portanto, seu uso deve ser restringido.

CHOCOLATE

Descoberto em 1502, na quarta viagem de Cristóvão Colombo aos Andes, em sua parada na Martinica, quando lhe foi oferecido em forma de bebida, sem todavia despertar algum interesse. Porém, em 1519, com a invasão do México por Cortez, foi-lhe dado o seu justo valor, tendo então sido levado à Espanha, dando início à rota do chocolate.

Além do prazer da degustação, os comentários nos séculos XVII e XVIII insistiam particularmente nas propriedades terapêuticas do chocolate. Era prescrito em caso de fraqueza para recuperar as forças. (De fato, reconhecemos sua propriedade terapêutica tônica pela presença de grande proporção de magnésio.) Também indicado aos intelectuais pela grande concentração de fosfato, foi recomendado por médicos como remédio.

Aqueles que gostam de chocolate certamente poderão usá-lo, porém, com moderação. Trata-se de um alimento que contém gordura e óleos, os quais permitem baixar o colesterol!

Aconselha-se o chocolate de qualidade superior, ou seja, que contenha mais que 60% de cacau em sua composição. Conferir os rótulos, pois eles devem indicar.

Na fase I de perda de peso, não deve ser usado; porém na fase II, de manutenção, com moderação, é aceitável.

SAL

O organismo precisa de 3 a 4 g/dia de sal e uma alimentação variada deveria nos dar a quantidade suficiente de sódio diária. Porém, atualmente, com o processamento dos alimentos, a estes são adicionados grande quantidade de sal, além do já existente em produtos animais, dos quais é o principal constituinte.

Quanto mais sal nós consumimos, mais cálcio nós perdemos e mais líquidos retemos, provocando aumento de peso.

REFRIGERANTE

Tornou-se uma bebida de consumo diário. Provoca uma hiperestimulação energética, principalmente pela presença da cafeína. Como consequência desses abusos, há maior possibilidade de aparecimento de fraquezas pelo uso persistente e também pela excessiva estimulação da glândula adrenal. É também um estimulante do sistema nervoso central.

Concomitantemente, temos a necessidade aumentada do uso de ansiolíticos e de indutores do sono para conseguir o relaxamento que foi deturpado pelo excessivo uso desses produtos, cuja base é cafeína e açúcar.

Em relação à obesidade, teremos um aumento do índice glicêmico, que causa aumento de depósito de gorduras na célula, associado à presença do açúcar refinado, o que potencializa o problema, como, por exemplo, a cafeína do refrigerante (somada ao café) pode causar, quando consumida em grande quantidade: insônia, irritabilidade, fadiga e aumento de risco de úlcera gástrica em pessoas com tendência a maior liberação de ácido hidroclorídrico. Há trabalhos mostrando correlação com osteoporose, com fibrose cística de seio e com certos tipos de câncer, como os de vesícula e de pâncreas.

O ácido hidroclorídrico gera um desequilíbrio na relação cálcio/fósforo por conter excessiva quantidade de fósforo, o que, associado à *alimentação ácida*,* potencializa o aparecimento de osteoporose. Isto é, provoca a saída de cálcio do osso para neutralizar o meio sanguíneo ácido gerado.

---

* Alimentação ácida: excesso de consumo de alimentos refinados, carnes vermelhas, brancas, grãos, leite e seus derivados.

PROGRAMA I:
PERDA DE PESO

A ansiedade dos nossos dias, até mesmo antes de entendermos o que é o *Programa I: Perda de Peso,* traduz-se na pergunta: Por quanto tempo? Um certo tempo! Isso depende de alguns parâmetros, como:

É necessário um certo período para haver a mobilização do excesso de peso dependendo também da meta individual, ou seja, o que se deseja em termos de perda ponderal.

Portanto, para se atingir o equilíbrio ponderal, estágio em que se estabiliza o peso, pode-se levar de semanas a meses.

Recomendações Gerais para um Programa de Emagrecimento

Atitudes Básicas Importantes

1) Decisão de atingir sua meta.
2) Atividade física leve. Ex.: caminhada diária de 1 hora (se não estiver habituado, comece com 1/2 hora) – natação – hidroginástica – ioga – etc.
3) Medicação e nutrientes receitados – tomados com método e persistência.

Sugestões Básicas para Dieta da Fase I
(Detalhes deverão ser adaptados a cada caso e situação)

Desjejum

- Café ou chá-preto e mate com adoçante – **moderadamente**
- Chás de ervas, ban-chá ou *green tea* puro ou com adoçante – **à vontade**

Acompanhados de
- 1 fatia de pão integral ou 2 de pão sueco ou 1/2 pãozinho francês + 1 fatia de queijo branco (minas) ou ricota

ou
- 1 ovo (médio ou pochê) + 1 torrada ou 2 fatias de pão sueco

ou
- Cereais matinais (sem açúcar e frutas) com leite de soja ou iogurte natural desnatado

ou
- Mingau de farinha de arroz integral ou aveia com canela ou gergelim

Almoço

- Carnes magras: prefira sempre filé mignon, patinho

ou
- Frango (sem pele)

ou
- Peixes de carne branca (como pescada, linguado, bacalhau etc.), grelhados, assados ou cozidos (preparados com pouquíssimo óleo)

Acompanhados de
- Legumes cozidos ou no vapor + folhas refogadas + salada crua (à vontade)

ou
- Carnes magras ou peixes – grelhados etc. (como acima)

Acompanhadas de
- 2 colheres de arroz ou 2 batatas cozidas + saladas cruas

ou
- Arroz integral + legumes + salada de folhas e tomate

ou
- Macarrão integral ou macarrão soba (de trigo sarraceno) + legumes + salada

ou
- Quibe assado (melhor se for vegetariano) + salada

ou
- Tabule + 2 torradas com ricota ou patê de legumes

ou
- Omelete de 2 ovos com ervas e/ou cogumelos (de preferência shitake) sem queijo e com pouquíssimo óleo + salada variada

ou
- Salada de peito de frango ou de peru desfiado com legumes (sem maionese)

Lanche

- 2 torradas ou 2 fatias de pão sueco com patê de legumes (pode ser pasta de berinjela, de pimentão, de gema de ovo temperada, tahine diluído etc.)

ou
- 2 cookies ou biscoitos sem açúcar

ou
- Iogurte natural desnatado

ou
- 1/2 copo de leite (tipo molico)

ou
- Pequeno punhado de nozes ou amêndoas (proteína)

ou
- Sucos verdes (ex.: aipo/salsão) batidos com folhas de escarola, folhas de beterraba com erva-doce, folhas de escarola com cenoura, rúcula ou agrião com alho + azeite

JANTAR

- Sopas-creme de legumes ou vegetais (sem macarrão) + saladas variadas

ou
- Caldos (de carnes magras) + vegetais refogados ou cozidos no vapor + saladas

ou
- Sugestões do almoço – de preferência sem carnes (proteínas)

ou
- Duas vezes o desjejum

CEIA

- (Somente se muito necessário) – repetir um item do lanche

Molhos para Saladas Verdes ou de Legumes
- Vinagrete com pouco óleo ou shoyo com limão e azeite ou tahine diluído com água e limão (dê preferência aos óleos de girassol, canola ou azeite prensado a frio).

Temperos
- Cebola, alho, todas as ervas, shoyo (sem açúcar), bastante salsinha.

Livre
- Chás de ervas com ou sem adoçante; beber bastante água.

Importante
- Variar sempre as sugestões, não se fixando num ou noutro item.
- Balancear os alimentos – as refeições principais devem ser compostas de 60% de alimentos vegetais crus ou cozidos.

Suspender
- Frutas (ou sucos de frutas).

- Açúcar.
- Leite e derivados (somente o sugerido anteriormente).
- Todos os alimentos (mesmos os sugeridos anteriormente) os quais seu teste tenha indicado alergia.

Evitar
- Alimentos de alto índice glicêmico (ver quadros às p. 52-3).

Observações Importantes para Melhorar sua Nutrição
- Procure sempre utilizar os cereais integrais, vinagre balsâmico, sal marinho, verduras e frutas orgânicas e ovos "caipiras" (São Paulo já conta com feiras e supermercados especializados – procure se informar).
- Não beba água da torneira.
- Não utilize panelas de alumínio.

RESUMO DOS PRINCÍPIOS DO PROGRAMA I

Abolir
- leite
- frutas
- açúcar
- farinha refinada

- arroz branco
- pão branco
- álcool (aperitivo, vinho, cerveja, digestivo)
- alimentos de índice glicêmico alto

Comer

- Muita fibra vegetal (ex.: saladas).
- Alimentos de índice glicêmico baixo (inferior a 15; ver relação à p. 53), como acompanhamento de carnes ou peixes.
- Nessa fase não há nenhum risco em termos de desequilíbrio nutricional com a vantagem de não haver restrições quanto à quantidade.

PROGRAMA II:
MANUTENÇÃO DO PESO

Conseguida a mudança do hábito alimentar pela supressão dos alimentos ditos "perigosos" e a perda de alguns quilos, estaremos em condições de passar à fase de manutenção. Essa fase não tem limite de tempo, devendo ser respeitada por toda a vida, com assimilação de novos e saudáveis hábitos alimentares.

É necessário controlar a qualidade da alimentação, respeitando certas combinações alimentares e estando sempre atento aos alimentos de alto índice glicêmico.

SUGESTÕES PARA DIETA BÁSICA DA FASE II (COMBINANDO OS ALIMENTOS)

Nesta fase já teremos atingido 70% do peso almejado

DESJEJUM

- Café ou chá-preto e mate com adoçante – **moderadamente**
- Chás de ervas, ban-chá ou *green tea* puro ou com adoçante – **à vontade**

Acompanhados de
- 2 frutas ou 2 porções de frutas (no caso de morango, uvas etc.) – mesma categoria ou misturando frutas doces com subácidas (ler informações sobre combinações de alimentos à p. 96).

ou
- 2 torradas ou pão sueco com geleia (sem açúcar)

ou
- 1 porção de granola ou musli (sem açúcar mas com frutas secas) + iogurte natural desnatado

ou
- Iogurte com geleia de frutas ou 2 frutas assadas

ou
- Repetir sugestões da fase I

Almoço

- Carnes magras e peixes – grelhados, assados ou cozidos

Acompanhados de
– Legumes ou folhas cozidos ou refogados

ou
– Legumes gratinados (3 vezes na semana com queijo ralado)

ou
– Suflês de legumes (com pouquíssimo leite ou manteiga) e saladas de folhas variadas

- Risotos (de preferência com arroz integral) + salada de folhas

ou
- Macarrão integral ou sopa com legumes e nozes + salada

ou
- Macarrão integral ou sopa com shoyo ou alho e azeite + salada de legumes cozidos

ou
- Todas as opções da fase I incrementando as saladas com nozes, amêndoas

ou
- Gratinando os vegetais cozidos com queijo e mozarela (2 vezes por semana)

ou
- Acrescentando aos risotos e ao macarrão ao forno um pouco de queijo ralado

LANCHE

- 1 fruta ou uma porção de morango, uva etc.

ou
- Suco de frutas (misturar conforme combinação)

ou
- Iogurte natural desnatado

ou
- Torradas ou pão sueco com geleia (sem açúcar) ou patês de legumes

ou
- Torrada com 1 fatia de queijo de minas

ou
- Barra de frutas secas (sem açúcar)

ou
- Sucos verdes (ex.: aipo + maçã; rúcula + ricota + alho + azeite; ver também fase I).

JANTAR

- Sopas de mandioquinha, mandioca ou batata e legumes + salada mista de folhas e legumes cozidos

ou
- Caldo de legumes com pouquíssimo macarrão integral + suflê de legumes (pouco leite e queijo)

ou
- Risoto (arroz integral) + salada mista de folhas e legumes ou 1 ovo cozido

ou
- Tabule + suflê de legumes com queijo

ou
- Carnes e peixes assados ou grelhados (leia recomendações da fase I) com legumes e salada (1 vez por semana)

SOBREMESAS

- Fatia de queijo com torrada (1 vez por semana)

- Gelatina ou pudim diet (3 vezes por semana)
- Iogurte com passas ou nozes
- Gelatina ágar-ágar com suco de uva ou ameixa-preta

CEIA

- (Se necessária conforme fase I) ou 1 fruta ou suco de fruta

Observações
- Beber bastante água; sucos e frutas somente após 2 horas da refeição.
- Leia observações importantes da fase I.

RESUMO DOS PRINCÍPIOS DO PROGRAMA II

1. Continuar evitando alimentos de alto índice glicêmico.
2. Entender que o açúcar é um veneno e não utilizá-lo, usar adoçante se necessário.
3. Dar preferência a produtos integrais.
4. Evitar frutas como sobremesa.
5. Evitar aperitivos e digestivos, somente em casos excepcionais; champanhe ou vinho como aperitivo e somente após a ingestão de algum alimento.

6. Tomar dois litros de água durante o dia (fora das refeições).
7. Tomar vinho somente após o meio da refeição.
8. Não tomar refrigerantes.
9. Café (de preferência descafeinado) ou chá de ervas.

Conselhos Gerais para Perder Peso Conservando a Energia

1. Não pular refeições.
2. Comer devagar, mastigando o alimento adequadamente (na verdade, a primeira digestão, segundo alguns, se inicia na boca, graças à ação das enzimas salivares).
3. Beber de dois a três litros d'água durante o dia; às refeições, só meio copo.
4. Não ficar contando calorias.
5. Comer porções moderadas.
6. Limitar a quantidade de alimentos refinados.
7. Comer bastantes vegetais.
8. Fazer caminhadas diárias (importante).
9. Evitar gordura na alimentação (frituras).
10. Usar somente leite desnatado.
11. Reduzir ou eliminar álcool e cafeína.
12. Minimizar a quantidade de sal.
13. Manter horários regulares para as refeições.
14. Comer apenas o necessário para satisfazer o apetite.

15. Frutas, só consumi-las entre refeições ou como refeição, nunca ao fim de uma.
16. Dar preferência a alimentos crus no lugar dos cozidos. Iniciar sempre com a salada "verde".
17. 60% da alimentação deve ser composta de vegetais crus.
18. Não comer alimentos que estão demasiadamente quentes ou frios, pois podem danificar as enzimas necessárias para a digestão correta. A temperatura ambiente é a ideal.
19. Aprender a combinar os alimentos corretamente.
20. Saúde é riqueza! Nunca é demais enfatizar.
21. Uma atitude positiva e amorosa para si, para os outros e a vida, junto com uma dieta saudável, é a combinação ideal para uma vida longa, feliz e produtiva!

SUGESTÕES DE LEITURA

BALCH, James T. e Phyllis. *Receita para a cura através de nutrientes.* Editora Campus.

CARPER, Jean. *Alimentos: o melhor remédio para a boa saúde.* Editora Campus.

DIAMOND, Harvey e Merilyn. *Dieta sem fome.* Editora Record.

HIRSCH, Sônia. *Sem açúcar, com afeto.* Edição do autor.

KATCH, Frank I. e McARDE, William D. *Nutrição, exercício e saúde.* Editora Medsi.

POLUNIN, Miriam. *Alimentos que curam.* Editora Marco Zero.

RONDÓ JR., Dr. Wilson. *Prevenção: a medicina do século XXI.* Editora Tecnopress.

BIBLIOGRAFIA

ABDULLA, Mohammed, M. D. et al. "Nutrient Intake and Health Status of Vegans; Chemical Analyses of Diets Using the Duplicate Portion Sampling Technique". *Americam Journal of Clinical Nutrition*, vol. 34, Nov. 1981, p. 2.464.

ABRAMOWSKI, O. L. M. D. *Fruitarian Diet and Physical Rejuvenation*. Wethersfield, Connecticut: Omangod Press, 1973.

ACCRAIDO, Marcia M. *Light Eating for Survival*. Wethersfield, Connecticut: Omangod Press, 1978.

"ACTA", *Medicine Scandinavia*, vol. 192, Sept. 1972, p. 231.

AGRES, Ted. *Your Food, Your Health*. Chicago: Inter-Direction Press, 1972.

ALLARD, Norman, Dr. "Exercise and Its Beneficent Role in Nutrition and Digestion." *Life Science Health System*, Lesson # 17. Austin, Texas: Life Science, 1982.

ALLEN, Hannah. "Lesson # 33: Why We Should Not Eat Animal Products in Any Form." *The Life Science Health System*, by T. C. Fry. Austin, Texas: Life Science, 1984.

ALOIA, Jonh F., M. D. "Exercise and Skeletal Health." *Journal of the American Geriatric Society*, vol. 29, 1981, p. 104.

_____. et al. "Prevention of Involutional Bone Loss by Exercise." *Annals of Internal Medicine*, vol. 89, Sept. 1978, p. 356.

ALTCHULER, Steven I., Ph. D. "Dietary Protein and Calcium Loss: Areview." *Nutrition Research*, vol. 2, 1982, p. 193.

American Cancer Society. *Nutrition and Cancer: Cause and Prevention, a Special Report*, vol. 34, 1984, p. 121.

ANDERSON, J. W. "Dietary fiber: diabetes and obesity." *Am. J. Gastroenterology*, 1986, 81, p. 898-906.

ANDREWS, Arthur D. *Eat Your Way to Gloowing Health*. Affton, Missouri: Good Life Publications, 1957.

ANNAND, J. C. "Further Evidence in the Case Against Heated Milk Protein, Atherosclerosis." *Journal of the College of General Practitioners*, vol. 7, 1964, p. 386.

APFELBAUM, M.; FORRAT, C.; NILLUS, P. *Diététique et nutrition*. Ed. Masson, 1989.

APPLETON, Scott B.; COLIN, T. Campbell. "Inhibition of Aflatoxin Initiated Preneoplasmic Liver Lesions by Low Dietary Protein." *Nutrition and Cancer*, vol. 3, nº 4, 1982, p. 200.

ARNESEN, E. "Coffe and serum cholesterol." *Br. Med. J.*, 1984, 288, 1960.

BAHNA, Sami L., M. D. *Allergies to Milk*. New York: Grune & Stratton, 1980.

———. et al. "Cow's Milk Allergy: Pathogenesis, Manifestations, Diagnoses, and Management." *Advances in Pediatrics*, vol. 25, 1978, p. 1.

BANTLE, J. P.; LAINE, D. C. *Post prandial glucose and insulin responses to meals containing different carbohydrates in normal and diabetic subjets.*

BASDEVANT, A. "Influence de la masse grasse sur le risque vasculaire." *La Presse Médicale*, 1987,16, 4.

BEILER, Henry G. *Food Is Your Best Medicine*. New York: Random House, 1965.

BELLISLE, F. "Obesity and food intake in children: evidence for a role of metabolic and/or behavioral daily rythms." *Appetite*, 1988, 11, p. 111-8.

Best of Food & Wine, The. New York: American Express Food & Wine Magazine Corp., 1984.

Best of Food & Wine, The – 1986 Collection. New York: American Express Food & Wine Magazine Corp., 1986.

BIRCHER-BENNER, M. *Eating Your Way to Health*. Baltimore, Maryland: Penguin, 1973.

BISER, Samuel. "The Truth About Milk." *The Healthview Newsletter*, vol. 14, Spring 1978, p. 1-5.

BOLOURCHI, Simin, Ph. D. et al. "Wheat Flour as a Source of Protein for Adult Subjects." *American Journal of Clinical Nutrition*, vol. 21, Aug. 1968, p. 827.

BOGARDU, C. et al. "Relationship between degree of obesity and *in vivo* insulin action in man." *Am. F. Physical*; 1985; 248, S E 286-E291.

BUISSERET, P. D. "Common Manifestations of Cow's Milk Allergy in Children." *Lancet*, vol. 1, Feb. 11, 1978, p. 304.

CAHILL, G. F. "A non editorial on non hypoglycemia." *N. Engl. J. Med.*, 1974, 291, p. 905-6.

CHERASKIN, Emanuel, M. D.; RINGSDORK, W., M. D., CLARK, J. W. *Diet and Disease*. Emmaus, Pennsylvania: Rodale Press, 1968.

CHEW, I. "Application of glycemic index to mixed meals." *Am. J. Clin. Nutr.*, 1988, 47, p. 53-6.

CLARK, M. G. "Obesity with insulin resistance. Experimental insights." *Lancet*, 1983, 2, pp. 1.236-40.

CHILES, R. "Excessive serum insulin response to oral glucose in obesity and mild diabets." *Diabetes*, 1970, 19, p. 458.

COMMITTEE ON DIET, NUTRITION AND CANCER: ASSEMBLY OF LIFE SCIENCES NATIONAL RESEARCH COUNCIL. *Diet, Nutrition and Cancer*. Washington, D.C.: National Academy Press, 1982.

CRAPO, P. A. "Plasma glucose and insulin responses to orally administred simple and complex carbohydrates." *Diabetes*, 1976, 25, p. 741-7.

_____. REAVEN, G.; OLEFSKY, J. "Postprandial plasmaglucose and insulin responses to different complex carbohydrates." *Diabetes*, 1977, 26, p. 1.178--83.

_____. "Post prandial plasma glucose and insulin response to different complex carbohydrates." *Diabetes,* 1977, 26, p. 1.178-83.

_____. "Comparison of serum glucose-insulin and glucagon responses to different types of carbohydrates in non insulin dependant diabetic patients." *Am. J. Clin. Nutr.*, 1981, 34, p. 84-90.

DANQUECHIN-DORVAL, E. "Rôle de la phase gastrique de la digestion sur la biodisponibilité des hydrates de carbone et leurs effets métaboliques." *Journées de diabétologie de l'Hotel-Dieu*, 1975.

DIAMOND, HARVEY & MARILYN. *Fit for Life II: Living Health*. Warner Books, 1995.

DYERBERG, J. "Linolenic acid and eicosapentanoic acid." *The Lancet*, 26 Jan., 1980, p. 199.

FACCHINI; CHEN; HOLLENBECK; REAVEN, G. "Relation between resistance to insulin mediated glucose uptake, urinary acid clearance, and plasma uric acid concentration." *Am. Med. Assoc.*, 1991, 266, p. 3.008-11.

FAJANS, S. S. "Fasting hypoglycemia in adults." *New Engl. J. Med.*, 1976, 294, p. 766-72.

FAX, Arnold; ADDERLY, Brenda. *"FAT"*, 1996. Alive Books.

GABREAU, T.; LEBLANC, H. "Les modifications de la vitesse d'absorption des glucides." *Med. et Nutr.*, 1983, XIX, 6, p. 447-9.

GORDON, T. "High density lipoprotein as a protective factor against coronary heart disease." *The Framingham study Am. J. Med.*, 1977, 62, p. 707.

GUILLAUSSEAU, P. J.; SCHOLER, C. "Effet hyperglycémiant des aliments." *Gaz. Med. Fr.*, 1989, 96, 30, p. 61-3.

HEATON, K. W. "Particule size of wheat, maize and oat test meals: effects on plasma glucose and insulin responses and on the rate of starch digestion in vitro." *Am. J. Clin. Nutr.*, 1988, 47, p. 675-82.

_____. "Food fiber as an obstacle to energy intake." *Lancet*, 1973, 2, p. 1.418-21.

HERBERT, P. N. "Caffeine does not affect lipoprotein metabolism." *Clin. Res.*, 1987, 35, p. 578 A.

HODORA, D. "Glucides simples, glucides complexes et glucides indigestibles." *Gaz. Med. Fr.*, 1981, 88, 37, 5, p. 255-59.

HOFELDT, F. D. "Are anormalities in insulin secretion responsable for reactive hypoglycemia?" *Diabetes*, 1974, 23, p. 589-96.

HOLT, S. H.; BRAND MILLER, S. H.; PETOCZ, P. "No insulin index of foods: the insulin demand generated by 1000-kj portion of common foods." *Am. F. Clin. Nutr.*, 1997, 66, p. 1.264-76.

_____. et al. "The influence of food structure on postprandial metabolism in patients with noninsulin-

-dependent diabetes mellitus." *Am. F. Clin. Nutr.*, 1994, 59 (suppl.), 794S.

JEANRENAUD, B. "Insulin and obesity." *Diabetologia*, 1979, 17, p. 135-38.

———. "Dietary carbohydrates and their glycemic responses." *J. A. M. A.*, 1984, 2, p. 388-91.

———. "Wholemeal *versus* wholegrain breads: proportion of whole or cracked grains and the glycemic response." *Br. Med. J.*, 1988, 297, p. 958-60.

JENKINS, D. A. et al. "Glycemic index of foods: a physiological basis for carbohydrate exchange." *Am. F. Clin Nutr.*, 1981, 34, p. 362-6.

JENKINS, D. J. A. "Glycemic index of foods: a physiological basis for carbohydrates exchange." *Am. J. Clin. Nutr.*, 1981, 34, p. 362-6.

JOHNSON, D. D. "Reactive hypoglycemia." *J. A. M. A*, 1980, 243, p. 1.151-5.

JURGENS, G. "Modification of human serum LDL by oxydation. Chemistry and Physics of lipids." 1987, 45, p. 315-36.

KOLTERMAN, O. G. "Mechanisms of insulin resistance in human obesity. Evidence for receptor and postreceptor effects." *J. Clin. Invest.*, 1980, 65, p. 1.272-84.

KRAFT J.; NOSAL, R. "Insulin values and diagnosis of diabetes." *Lancet*, 1975, 1, p. 637.

LOUIS-SYLVESTRE, J. "Poids accordéon: de plus en plus difficile à perdre." *Le Gén.*, 1989, 1.087, p. 18-20.

_____. "La phase céphalique de sécrétion d'ínsuline." *Diabète et métabolisme*. 1987, 13, p. 63-73.

LUOMA, P. V. "Serum selenium, glutathione peroxidase, lipids, and human liver microsomal enzyme activity." *Biological Trace Element Research*, 1985, 8, 2, p. 113-21.

MARKS, V. "Action de différents stimuli sur l'insulinosécrétion humaine: influence du tractus gastro--intestinal." *Joumées de Diabétologie de l'Hôtel--Dieu*, 1969, p. 179-90

MARTIN, M. V. et al. "An investigation of the role of true hyphae production in the pathogenesis of experimental oral candidosis." *Sab J. Med Vit mycology*, 1984, 22; p. 471-6.

MONTIGNAC, Michel. *Comment Maigrir en Faisant des Repas Daffaires*. Editions Artulen, 1992.

NAUSS, K. M. "Dietary fat and fiber: relationship to caloric intake body growth, and colon carcinogenesis." *Am. J. Clin. Nutr.*, 1987, 45, p. 243-51.

NOUROT, J. "Relationship between the rate of gastric emptying and glucose insulin responses to starchy food in young healty adults." *Am. J. Clin. Nutr.*, 1988, 48, p. 1.035-40.

O'DEA, Kerin. "Physical factor influencing post prandial glucose and insulin responses to starch." *Am. J. Clin. Nutr.*, 1980, 33, p. 760-5.

OFFENBACHER, E. G. "Effect of chromiumrich yeast on glucose tolerance a blood lipids in elderly subjets." *Diabetes*, 1980, 29, p. 919-25.

PARILLO, M.; RICCARDI, G. "Dietary carbohydrates and glucose metabolism in diabetic patients." *Diabetes and Metabolism*, 1995, 21(6), p. 391-401.

PEPEK, J. M. et al. "Increased Plasma Oxidizabelety in Subjects With Severe Obesity." *Jornal of Nutritional & Environmental Medicine,* 1996, 6, p. 267-72.

Policy Statement: American Diabetes Association. "Glycemic effects of carbohydrates." *Diabetes*, CARE, 1984, 7, p. 607-8.

REAVEN, G. "Pathophysiology of insulin resistance in human disease." *Physiological Reviews*, 1995, 75(3), p. 473-85.

_____. "Role of insulin resistance in human disease." *Diabetes*, 1988, 37, p. 1.495-507.

ROLLAND-CACHERA, M. F.; BELLISLEF. "No correlation between adiposity and food intake: why are working class children fatter?" *Am. J. Clin. Nutr.*, 1986, 44, p. 779-87.

_____. DEHEEGER, M. "Adiposity and food intake in yong children: the environmental challenge to individual susceptibility." *Br. Med. J.*, 1988, 296, p. 1.037-8.

RONDÓ JÚNIOR, Wilson. *Prevenção: A medicina do século XXI.* Tecnopress, 1996.

RUASSE, J. P. "Des calories, pourquoi? Combien? Coll. L'indispensable en Nutrition", 1987.

SCHILTZ, B. *The unique role of carbohydrate metabolism in the regulation of glycemic index.* Bothell WA: Bastyr University, 1997. Master's Thesis.

SEARS, Barry. *Mastering the Zone.* Regan Books, 1997.

SENG, G. "Mécanismes et conséquences des hypoglycémies." *Ver. Prat.*, 1985, 35, 31, p. 1.859-66.

SERVICE, J. F. "Hypoglycemia and the post-prandial syndrom." *New Engl. J. Med.*, 1989, 321, p. 1.472.

SLAMA, G. "Correlation between the nature of amount of carbohydrates in intake and delivery by the artificiel pancreas in 24 insulin – dependant diabetics." *Diabetes*, 1981, 30, p. 101-5.

_____. "Sucrose taken during mixed meal has no additional hyperglyceamic action over amounts of starch in well-controled diabetics." *Lancet*, 1984, p. 122-4.

SPITZER, L.; RODIN, J. "Human eating behavior: a critical review of study in normal weight and overweight individuals." *Appetite*, 1981, 2, p. 293.

STREINBRECHER, V. P. "Modifications of LDL by endothelial cells involves lipid peroxydation." P.N.A.S.

THELLE, D. S. "Coffee and cholesterol in epidemiological and experimental studies." *Atherosclerosis*, 1987, 67, p. 97-103.

_____. "The Tromso Heart Study. Does coffee raise serum cholesterol?". *N. Engl. J. Med.*, 1983, 308, p. 1.454-7.

TRUSWELL, A. S. "Glycaemic index of foods." *Eur F. Clin. Nutr.*, 1992, 46 (suppl. 2), S91-S101.

ZAVARONI, I. et al. "Hyperinsulinaemia, obesity, and syndrome X." *Int. Med.*, 1994, 235: 51-6.

_____. et al. "Prevalence of hyperinsulinaemia in patientes with high blood pressure." *Int. Med.*, 1992; 231, p. 235-40.

Do mesmo autor:

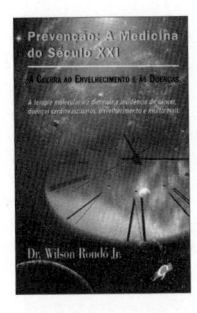

Prevenção: a medicina do século XXI
ISBN 85-85351-80-2

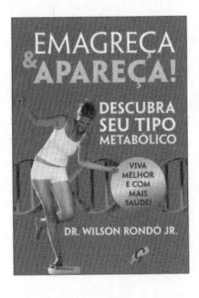

Emagreça & Apareça! Descubra seu tipo Metabólico
ISBN 978-85-7555-155-4

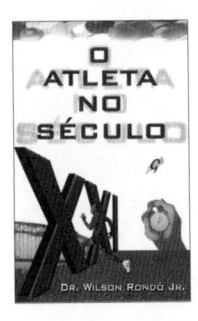

O atleta do século XXI
ISBN 85-85351-82-9

Conheça mais sobre os livros e a medicina ortomolecular no site do autor: www.drrondo.com

No site você também poderá inscrever-se para receber gratuitamente por e-mail informações sobre os benefícios e as novidades que a medicina ortomolecular oferece.

Impressão e Acabamento
Bartira
Gráfica
(011) 4393-2911